S. FISCHER

Urban Wiesing

HEILSWISSENSCHAFT

Über Verheißungen der modernen Medizin

S. FISCHER

Aus Verantwortung für die Umwelt hat sich der S. Fischer Verlag zu einer nachhaltigen Buchproduktion verpflichtet. Der bewusste Umgang mit unseren Ressourcen, der Schutz unseres Klimas und der Natur gehören zu unseren obersten Unternehmenszielen.

Gemeinsam mit unseren Partnern und Lieferanten setzen wir uns für eine klimaneutrale Buchproduktion ein, die den Erwerb von Klimazertifikaten zur Kompensation des CO_2-Ausstoßes einschließt.

Weitere Informationen finden Sie unter:
www.klimaneutralerverlag.de

FSC
www.fsc.org
MIX
Papier aus verantwortungsvollen Quellen
FSC® C014496

Originalausgabe
Erschienen bei S. FISCHER

Satz: Dörlemann Satz, Lemförde
Druck und Bindung: GGP Media GmbH, Pößneck
Printed in Germany
ISBN 978-3-10-390017-0

Inhalt

1.

Wir leben in besonderen Zeiten

Wir leben in besonderen Zeiten. Nicht weil die Gegenwart so außergewöhnlich wäre, nein, weil die Zukunft so außergewöhnlich sein wird. Wir leben in hoffnungsvollen Zeiten. Denn die Zukunft ist nahe, und sie wird gut sein. Silicon Valley, Digitalisierung, Big Data, Gentechnologie, personalisierte Medizin, Künstliche Intelligenz, Nanomedizin, Risikokapital, Start-up-Unternehmen – aus dieser überschaubaren Anzahl von Begriffen werden Geschichten über die Zukunft geschrieben, die uns Gutes verheißen: Gesundheit, der ersehnte Sieg über Krankheiten, ja die Verbesserung des Menschen, wenn nicht gar seine Unsterblichkeit stehen unmittelbar bevor! Die Medizin feiert Advent – es dauert nicht mehr lange, bis eine neue Zeit anbricht.

Die Stätten dieser rasanten Entwicklung sind schnell benannt: Neben Eliteuniversitäten und Forschungslaboren sind es vor allem die Start-ups, die bevorzugt im Silicon Valley aus dem Boden sprießen und einen Aufbruch in eine neue Zeit versprechen. Und wenn dann auch noch eine der bekannten Personen dieser Branche ein Projekt persönlich fördert (»Sogar Bill Gates oder Mark Zuckerberg oder Elon Musk oder … hat investiert!«), sind Zweifel am Erfolg geradezu unstatthaft. Demgemäß kann es nur eine Konsequenz geben: Man möge, nein, man muss alle Kräfte bündeln, um die Verheißungen schnellstmöglich zu realisieren. Wer zögert, ist ignorant, gar unverantwortlich. Ein Weg ist uns gegeben, wir haben ihn erkannt, und wir müssen ihn gehen, so schnell wie möglich! Ein neues Zeitalter wird anbrechen, ja, ist im Grunde schon angebrochen.

Darf es eine Kostprobe des Überschwangs sein? In seinem Buch *Zukunftsmedizin* verspricht Thomas Schulz ohne Umschweife: »Das Zeitalter der digitalen Medizin beginnt jetzt.« Er stellt zudem fest:

> Unter Biologen und Medizinern herrscht ein bislang nie dagewesener Optimismus; befeuert von zahllosen Entwicklungen in zahllosen Bereichen, die alle gleichzeitig auf sie einprasseln und die vieles möglich machen, was doch gerade eben noch völlig utopisch schien: Krebs zu heilen, Zellen zu programmieren, künstliche Organe zu züchten, das Gehirn des Menschen mit Maschinen zu verbinden, Gene zu manipulieren, Krankheiten per Knopfdruck zu besiegen, das Leben um 20, 30 Jahre zu verlängern. Die Menschen nicht nur gesünder, sondern klüger, hübscher, jünger zu machen. Egal, wen man fragt, nahezu einhellig sehen Experten, Forscher, Wissenschaftler die Medizin am Beginn einer Revolution.[1]

Zur Bekräftigung dieser optimistischen Prognose zitiert der Autor gleich mehrere bedeutende Protagonisten:

> »Wir stehen am Beginn einer transformierenden Ära in Wissenschaft und medizinischer Technologie«, sagt der Chef der amerikanischen Arzneizulassungsbehörde.

»Eine medizinische Revolution hat begonnen«, sagt die Leiterin des Dana-Farber-Instituts, des führenden Krebsforschungszentrums der USA.

»Die technische Entwicklung hat ein neues Zeitalter der Medizin eingeleitet«, sagt der Forschungschef von Microsoft.

»Wir haben die Fähigkeit entwickelt, die Evolution zu kontrollieren«, sagt Jennifer Doudna, Miterfinderin der CRISPR-Technologie, einer Art Genschere, mit der sich das Erbgut von Pflanzen, Tieren, Menschen zurechtschneiden lässt.[2]

Nach so viel Optimismus ist der Autor wohl selbst etwas verwundert von seiner Begeisterung, was ihn zu grundlegendem Nachfragen veranlasst:

> Was ist da im Gange? Woher kommt dieser plötzlich so enorme Optimismus, dieser Enthusiasmus?[3]

In der Tat! Die Fragen stellen sich, und ich möchte ihnen im Folgenden nachgehen. Ich möchte die überschäumenden Erzählungen der rauschhaften Fortschrittsgeschichte hinterfragen. Denn hinter den zuweilen offenkundigen Übertreibungen verbirgt sich Aufschlussreiches. Die rauschend-futuristischen Erzählungen zur Medizin erlauben Einsicht nicht nur in das, was kommen soll, ja nach fester Überzeugung der Verkünder schleunigst kommen wird, sondern auch in das, was ist – in die Gegenwart. Was aber sagt es über unsere Gegenwart aus, wenn, »egal, wen man fragt«, wenn angeblich »nahezu einhellig« die Zukunft derart rosig und greifbar nah gezeichnet wird?

Ich möchte an dieser Stelle auf tiefere Strukturen eines Gegenwartsverständnisses eingehen, das sich vor allem über Aussagen zur Zukunft definiert. Was verbirgt sich dahinter, wenn Teile einer *scientific community* und Gesellschaft von der Vorstellung leben, dass durch Medizin in Zukunft alles ganz anders sein wird und auch ganz anders sein soll – und dass der Weg dahin im Grunde vorgezeichnet ist, und zwar nicht vom Menschen, sondern von der Geschichte der Wissenschaften? Was bedeutet es für den Menschen, wenn er sich als Verantwortlicher in der Geschichte abschafft und einen gesetzmäßigen wissenschaftlichen Fortschritt entweder nur noch ignorant verlangsamen kann oder das Rechte tun und ihn nach Kräften – und darüber hinaus – beschleunigen kann? Die strukturelle Ähnlichkeit zu religiösen Heilserwartungen und die religiöse Ersatzfunktion des wissenschaftlichen Fortschritts ist offenkundig.

Damit ist eine Grundfrage der Wissenschaften angesprochen: Was dürfen wir von ihnen vernünftigerweise erwarten? Und was können sie *nicht* leisten? Dürfen wir von den Wissenschaften erwarten, dass der Mensch »klüger, hübscher, jünger« wird? Und wer entscheidet, dass wir durch Wissenschaft »klüger, hübscher, jünger« werden sollen (sofern das möglich sein sollte)? Die Wissenschaften, oder gar die Wissenschaftler? Wohl kaum, denn die Wissenschaften besitzen durch ihre Methodik und ihre Fragestellungen von Haus aus Grenzen ihrer Aussagefähigkeit. Sie beantworten eben keine letzten Fragen und können ebenso wenig ethische Entscheidungen treffen. Wenn es jedoch um die rosige Zukunft geht, drohen diese Begrenzungen in Vergessenheit zu geraten. Teile der Wissenschaften und deren Verkünder schwingen sich zu

Prognosen auf, die nicht in das Reich ihrer methodisch abgesicherten Aussagen passen und die sie auch nicht belegen können. Und sie verbinden mit den Prognosen die Selbstverständlichkeit, dass man genau danach zu streben habe. Das ist Anlass genug, die Grenzen der Wissenschaften aufzuzeigen. Ich möchte in diesem Buch die Schranken benennen, innerhalb derer sie Zuständigkeit beanspruchen können.

Der Fortschritt in der gegenwärtigen Medizin beruht, so wird uns euphorisch verkündet, auf der Annäherung von ganz unterschiedlichen Technologien – auf deren Konvergenz. Die Grenzen zwischen den einzelnen Disziplinen würden verschwinden. Die Digitalisierung in Kombination mit neuen Erkenntnissen aus der molekularen Biomedizin, insbesondere der Genetik, soll den rasanten und epochalen Fortschritt herbeiführen. Auf der einen Seite sollen Daten in weitaus größerem Maße gewonnen, gespeichert, transportiert und vor allem im Rahmen von künstlicher Intelligenz verarbeitet werden. Auf der anderen Seite sollen die Erkenntnisse über die molekularen Strukturen unseres Körpers, insbesondere die genetischen, gewaltig zunehmen. Daraus sollen sich Möglichkeiten entwickeln, in diese molekularen Strukturen gezielt eingreifen zu können.

In den Erzählungen über die Zukunft der Medizin finden sich dann weitere Grenzauflösungen, die die Medizin, ja die Welt des Menschen verändern werden. So soll eine Veränderung automatisch Fortschritt bringen (Kapitel 2), es sollen sich die Differenzen zwischen Wissen und Handeln (Kapitel 3 und 4) einebnen. Die Gegenwart soll zur Zukunft (Kapitel 5) und Beschleunigung soll zur Erlösung werden (Kapitel 6). Und nicht zuletzt werden sich Lebenszeit und Weltzeit zumindest in Bezug auf epochale medizinische Errungenschaften synchronisieren (Kapitel 7). Erreichbarkeit soll nur eine Frage der Anstrengungen sein (Kapitel 8), und die Guten sind auch noch die Schönen (Kapitel 9).

Diese Prognosen möchte ich hinterfragen. Was bedeuten die vorausgesagten Konvergenzen, Verschmelzungen, Grenzauflösungen? Welche Vorstellungen vom Menschen und von der Medizin verbergen sich dahinter? Den Verheißungen möchte ich an dieser Stelle die Komplexität des Fortschritts entgegenstellen, insbesondere in der Medizin. Die unabwendbaren Zwischenschritte von einer wissenschaftlichen Entdeckung zur Anwendung am Krankenbett gilt es zu erläutern. Die unvermeidlichen Wertungen eines Fortschritts seien benannt. Wer nimmt derzeit Wertungen vor und anhand welcher Maßstäbe? Welche Kurzschlüsse folgen aus der begeisterten Prognostik, und was unterbleibt bei den Dramatisierungen zur Zukunft der Medizin an wichtigen Überlegungen? Denn man sollte bei einer jeden Prognose berücksichtigen, dass mindestens zwei Elemente zu unterscheiden sind: Wird der prognostizierte, niemals gewisse zukünftige Zustand eintreffen? Und soll der Zustand eintreffen – wie ist er zu bewerten? Die Trennung der beiden Fragen ist nicht neu, nur droht sie derzeit euphoriebedingt in Vergessenheit zu geraten. Insofern möchte ich hier an längst vorhandene Differenzierungen zur Zukunft und zum ärztlichen Handeln erinnern.

Dieses Buch ist an keiner einzigen Stelle fortschrittsfeindlich. Dieses Buch untersucht lediglich kritisch die *Erzählungen vom medizinischen Fortschritt*. Es geht hier nicht darum, wie die Zukunft nun tatsächlich sein wird, sondern nur darum, wie wir uns die Zukunft vorstellen und kommunizieren. Ich möchte die Kommunikation von Prognosen untersuchen. Wie entwerfen Teile einer *scientific community*, Manager der führenden Unternehmen und die Öffentlichkeit die Zukunft, und wie treffen sie Entscheidungen, dass eine solche Zukunft auch kommen soll – und vor allem: Wie treffen sie diese Entscheidungen gerade nicht.

Es ist höchst wahrscheinlich, dass sich weiterer Fortschritt in den genannten Bereichen der Medizin einstellen wird, den man mit guten Gründen auch so benennen sollte. Aber höchstwahrscheinlich wird bei weitem nicht alles das eintreffen, was versprochen wird, und es wird in der rasanten Entwicklung Irrwege und Sackgassen geben. Die hiesigen Ausführungen kritisieren eine lustvoll betriebene, euphoriegetränkte Zukünftigkeit, eine unseriöse Prognostik, eine unhaltbare Auflösung von Unterschieden und eine ungerechtfertigte Selbstentmündigung des Menschen im Namen von Fortschrittserzählungen.

Dieses Buch ist zudem an keiner Stelle auch nur im Ansatz wissenschaftsfeindlich. Im Gegenteil, bei allen Verweisen auf die Eigenarten der Wissenschaften darf man nicht vergessen, dass einige Merkmale ohne Zweifel zu ihren Tugenden gehören, nämlich Skepsis und Kritik. Mit diesen wissenschaftlichen Grundtugenden möchte ich die Versprechen zur zukünftigen Entwicklung der Medizin untersuchen. Insofern erfinde ich für das hiesige Vorhaben keine neuen Maßstäbe und denke mir auch keine neuen Tugenden aus, sondern verweise nur auf altbekannte und gut begründete Tugenden, und zwar die der Wissenschaften. Sie sind längst beschrieben, man muss sich ihrer nur erinnern. *Dieses Buch versteht sich als ein Appell an die Grundtugenden der Wissenschaften, an Nüchternheit, intel-*

lektuelle Redlichkeit, Skepsis und Kritik. Insofern geht es auch um Selbstbesinnung der Wissenschaften. Doch ein Verdacht drängt sich auf: Warum nimmt man es den Wissenschaften nicht übel, wenn sie bei ihren rosigen Versprechungen zu ihrer Zukunft so deutlich gegen ihre Grundtugenden verstoßen? Erfüllen ihre Verheißungen ein Bedürfnis?

Die Macht der Prognosen

Warum sollten wir kritisch sein, wenn die Medizin verkündet, kurz vor revolutionären Umbrüchen zu stehen? Warum sollte man Mark Zuckerberg hinterfragen, wenn er beteuert: »Wir sind zuversichtlich, dass es möglich ist, jede Krankheit noch zu Lebzeiten unserer Kinder zu heilen, zu verhindern oder unter Kontrolle zu halten.«?[4] Was passt nicht, wenn eine Tageszeitung, die sich um Seriosität zumindest bemüht, verkündet: »Um 2050 wird es angeborene Leiden nicht mehr geben«?[5] Warum soll man sich mit hoffnungsvollen Zukunftsaussagen der Medizin beschäftigen, die das Potenzial von Digitalisierung, künstlicher Intelligenz, Genetik und anderen Technologien aufgreifen? Einer Antwort kommt man näher, wenn man sich Eigenschaften von Zukunftsaussagen vor Augen führt. Sie sind keineswegs belanglos, sondern höchst aufschlussreich und wirkmächtig.

Eine Aussage über die Zukunft besitzt die Eigenschaft, dass ihr Wahrheitsgehalt erst dann ermittelt werden kann, wenn die Zukunft Gegenwart geworden ist. Eine Aussage zur Gegenwart lässt sich hingegen sofort in Bezug auf ihren Wahrheitsgehalt kritisieren. Wenn jemand behauptet, die Erde sei eine Scheibe, so kann er unmittelbar mit sachlicher Kritik rechnen. Wenn jemand behauptet, in zehn Jahren sei der Krebs besiegt, dann kann man erst in zehn Jahren feststellen, ob er recht hatte oder nicht. Der Wahrheitsgehalt von Zukunftsaussagen lässt sich nicht unmittelbar feststellen.

Trotzdem sind Zukunftsaussagen deshalb nicht beliebig. Zu behaupten, die Labore der medizinischen Forschung werden in den nächsten Jahren viel neues Wissen ermitteln, ist hochplausibel. Zu behaupten, eine Krankheit in einem bestimmten Zeitraum heilen zu können, ist gewagter, aber zumindest nicht völlig unplausibel. Hingegen zu behaupten, die Erde werde in zehn Jahren eine Scheibe werden, ist völlig unplausibel.

Weil Prognosen allenfalls in unterschiedlichem Maße plausibel sind und ihr Wahrheitsgehalt ohnehin erst später überprüft werden kann, ist die Versuchung groß, etwas zu behaupten, das nicht eintreffen wird. Denn häufig sind Prognosen schon vergessen, wenn man sie widerlegen kann – und niemandem wird eine falsche Prognose vorgeworfen. Wenn man im Jahre 2018 behauptet, der »vollautomatisierte Roboter-Chirurg wird wohl erst 2053 kommen«[6], dann ist das zum einen fragwürdig präzise, zum anderen belanglos. Denn wer wird sich schon in 35 Jahren an diese Aussage erinnern? Und wird irgendjemand irgendwann einmal für eine solche Aussage zur Verantwortung gezogen? Wohl kaum. Allein deshalb laufen Prognosen Gefahr, leichtfertig gestellt zu werden, und die Inhalte können in besonderem Maße interessengeleitet sein. Andere Motive als die reine Prognostik können sozusagen risikofrei einfließen. Man kann sich die Zukunft in Zukunftsaussagen nach eigenen Vorstellungen, Neigungen,

Voranahmen, Wünschen … zurechtlegen – was kann schon passieren?

Einerseits liegt darin eine Gefahr. Man kann schon mal etwas gezielt als Vorhersage verkaufen, was lediglich ganz bestimmten Interessen entspringt und höchstwahrscheinlich nicht eintreffen wird. Im euphorischen Taumel angesichts neuer Technologien droht diese Gefahr in besonderem Maße. Andererseits sind Aussagen über die Zukunft aufgrund dieser Eigenschaft sehr aufschlussreich, weil sie Einsichten erlauben, und zwar nicht nur in die Zukunft, sondern vor allem in die Gegenwart. Zukunftsaussagen verweisen auf gegenwärtige Zustände, die als Defizite oder Errungenschaften gelten, und deren historische Genese. Erwartungsäußerungen deuten und bewerten vergangene, gegenwärtige und zukünftige Zustände. Sie verweisen dadurch auf historisch gewachsene, interpretative Selbstverhältnisse. Sie dienen nicht zuletzt der Selbstvergewisserung der eigenen Ausrichtung, des eigenen Handelns, des weiteren Vorgehens sowie der Identitätsstiftung einer Gruppe, auch einer *scientific community.* Zukunftsaussagen lenken zudem stets die Aufmerksamkeit von der Gegenwart ab, weil sie sich eben auf die Zukunft konzentrieren. Sie nehmen der Gegenwart ihre Bedeutung und können dadurch zur »Gegenwartsschrumpfung«[7] beitragen.

Zukunftsaussagen sind zuweilen »realisierungssüchtig«[8], schaffen Realitäten. Sie sind wirkmächtig, weil sie Erwartungen steuern und, sofern sie Überzeugungskraft entfalten, weitere Anstrengungen beeinflussen, »indem Verbündete und deren Ressourcen gewonnen werden, um die Umsetzung dieser Visionen zu unterstützen«[9]. Sie können demgemäß Zukunft gestalten, denn sie beeinflussen das Handeln.

Unrealistische Erwartungen, Prognosen und Versprechungen sind nicht nur unrealistisch und widersprechen damit den hauseigenen Anforderungen, wenn sie aus den Wissenschaften stammen. Sie können überdies gefährlich werden. Denn sie präfigurieren Problemwahrnehmungen und verteilen Aufmerksamkeiten. Das kann auf unangemessene Weise geschehen. Sie können Erwartungen verstärken, die nicht erfüllt werden können, und damit Anstrengungen unangemessen verteilen. Sie können von Herausforderungen ablenken, die einer Antwort bedürften. Sie können das Verschwinden von bestimmten Problemen versprechen, die dann angeblich keiner weiteren Bearbeitung mehr bedürfen, weil sie ohnehin verschwinden werden. Das kann sich aber als fatal herausstellen, wenn diese Probleme dann doch nicht von selbst verschwinden, für ihre Bewältigung aber nichts weiter getan wurde. Zukunftsaussagen sind insbesondere dann unangemessen, wenn sie versprechen, was sich aus kategorischen Gründen ohnehin nicht einstellen wird.

Ein Beispiel: Wenn man in Bezug auf psychische Erkrankungen verkündet, dass sich deren biologische Therapie in kürzester Zeit durch neue Pharmaka »revolutionieren« werde, die ganz gezielt in den Stoffwechsel des Gehirns eingreifen und ebenso gezielt Symptome korrigieren können, dann liegt es nahe, die Anstrengungen beispielsweise für Psychotherapie oder die Versorgung von psychisch Kranken zu reduzieren. Schließlich dürfte es wesentlich weniger psychisch Kranke geben, wenn sich die Verheißungen einer gezielten Pharmakotherapie realisieren sollten. Solche Versprechungen wurden gemacht.[10] Sie waren unrealistisch, unseriös und haben sich als weit übertrieben herausgestellt. Trotzdem haben sie Wirkung entfaltet, vor allem bei der Verteilung von Forschungsgeldern und wissenschaftlicher Anerkennung. Es zeigt sich: Prognosen können Einfluss nehmen, und der ist zu bewerten.

Überdies laufen Prognosen Gefahr, die Zukunft im Sinne einer selbsterfüllenden Prophezeiung vorwegzunehmen.[11] Zukunftsaussagen legen nicht nur die Kategorien des zukünftigen Erfolgs fest, sondern zuweilen auch deren Mess- und Überprüfbarkeit und die Voraussetzungen dafür, dass sie eintreten. Wenn man sich die Zukunft in bestimmter Weise vorstellt und auch noch Voraussetzungen festlegt, anhand deren die Zukunft eintreten und gemessen werden soll, dann ist nicht auszuschließen, dass die Vorhersagen ohnehin eintreffen werden, egal was passiert. Konkret: Wenn man behauptet, eine Erkrankung lasse sich in 20 Jahren endgültig besiegen, sofern nur alle Anstrengungen gebündelt werden (was sich kaum überprüfen lässt), dann kann man bei Nichteintreten des Versprochenen immer noch sagen, die Anstrengungen seien nicht gebündelt worden. Diese Eigenschaft von Zukunftsaussagen ist zudem entlastend für die Prognostizierenden, denn irgendwie haben sie immer recht. Aber was wäre damit gewonnen?

Wie bereits gesagt: Zukunftsaussagen sind von Haus aus Prognosen, weil sie etwas über eine Zeit aussagen, die noch nicht eingetreten ist, und sie sind stets unsicher. Diese Eigenschaft ist den Prognostizierenden zuweilen unliebsam. Zumal die Prognosen damit auf einen Grundzustand des Menschen hinweisen: Er muss es aushalten, dass er eine Zukunft besitzt, aber eben nicht genau weiß, wie sie sein wird. Genau damit muss der Mensch leben – und es fällt ihm offensichtlich schwer. Ungewissheit ist nicht so einfach zu ertragen.

Und so verwundert es nicht, dass man nach unterschiedlichsten Kriterien sucht, die die Prognosen gewisser erscheinen lassen sollen und ihre Plausibilität unterstreichen mögen. Entlastung von der Unbestimmtheit möge kommen, Gewissheit möge die Zukunft prägen! Die Argumente zur Untermauerung einer Prognose können freilich sachlich begründet sein – oder auch nicht. Sie lassen zudem Rückschlüsse auf diejenigen zu, die die Argumente anführen. Die Absicherung von Prognosen dient nicht zuletzt auch der Selbstabsicherung der Prognostizierenden.

Zu diesem Zweck bedient man sich auch – und zwar zuweilen sachwidrig – personaler Autoritäten. Das persönliche Engagement einer bekannten Persönlichkeit oder die unterstützende Stellungnahme eines Präsidenten gelten als starker Beweis der Erfolgsaussichten eines Projektes. Im Silicon Valley sind sie dann auch mit dem eingeworbenen Risikokapital verbunden und mit dem Reichtum, sprich: bisherigen Erfolg desjenigen, der die Prognose äußert. Wenn eine Firma gar »auf persönlichen Wunsch von Larry Page und Sergey Brin«[12] gegründet wurde (die beiden haben Google erfunden), dann werden ihr gleich höhere Erfolgschancen zugebilligt. Das ist zwar nicht zwingend berechtigt, verweist aber auf eine neue Personenverehrung und vor allem darauf, dass man offensichtlich händeringend nach einer Absicherung der Zukunftsaussagen sucht und zuweilen für diesen Zweck nichts anderes hat.

Kurzum: Zukunftsaussagen sind stets nur wahrscheinlich, anfällig für Verzerrungen durch Interessen und bedingt zu überprüfen, jedoch aufschlussreich, aussagekräftig und wirkmächtig. Es lohnt sich, Zukunftsaussagen genauer anzuschauen.

2.

»Morgen ist immer besser als heute.«

Über die Zukunft lassen sich ganz unterschiedliche Aussagen treffen. Zum einen kann man die Zukunft voraussagend beschreiben: Es *wird* in Zukunft so oder so sein. Zum anderen können Zukunftsaussagen auffordernd sein: Es *soll* in Zukunft so sein oder *soll* in Zukunft *nicht* so sein. Und Zukunftsaussagen können die Zukunft bewerten: Eine bestimmte Zukunft, so sie denn eintritt, ist *gut* oder *schlecht*. Letztere Aussagen dienen häufig als Begründung für die auffordernden Aussagen: Eine bestimmte Zukunft *soll* angestrebt werden, weil sie als *gut* bewertet wird.

Diese Unterscheidungen sind grundlegend. Denn ein Zusammenhang zwischen den beschreibenden, auffordernden und wertenden Zukunftsaussagen ist nicht ohne weiteres gegeben. Redlicherweise muss man stets unterscheiden: Nur weil etwas in Zukunft vermutlich so sein wird, ist es nicht automatisch gut. Nur weil etwas in Zukunft vermutlich so sein wird, muss man nicht danach streben. Die Aussagen sind jeweils getrennt zu verhandeln. Nur von der Wertung als gut sollte die Aufforderung abhängen, nach dieser Zukunft zu streben. (Warum sollte man eine Zukunft anstreben, die schlecht ist?) Doch ein Blick in zahlreiche Publikationen zur gegenwärtigen Entwicklung der Medizin lässt genau diese Unterscheidungen schmerzlich vermissen – mit weitreichenden Konsequenzen.

Denn die Apologeten der neuen medizinischen Entwicklung sind sich einig: Die Zukunft wird sich auf eine ganz bestimmte Weise entfalten, und das ist auch gut so. Deswegen soll, ja, muss man sie anstreben. Weitere Differenzierungen erübrigen sich. Man kann diese Grundhaltung zur Zukunft unter anderem bei Aussagen zur sogenannten personalisierten Medizin finden. Sie ist bestrebt, durch Untersuchung von zahlreichen Biomarkern jeweils eine für den Patienten möglichst spezifische Therapie zu finden.[1] Für Lawrence Lesko, einen hohen Beamten an der US-amerikanischen Zulassungsbehörde für Arzneimittel FDA, besteht kein Zweifel, personalisierte Medizin »ist die Zukunft der Medizin, wobei einzig die Frage offenbleibt, wann es so weit sein wird«[2]. Also: Es wird so sein, die personalisierte Medizin wird kommen. Unklar ist nur, wann genau es so sein wird. Die Frage, ob es gut ist, dass sie kommen wird, stellt sich erst gar nicht.

Eine andere Rhetorik mit gleichem Ergebnis verwendet Janet Woodcook, ebenfalls FDA-Mitarbeiterin. Der Wandel zur Zukunft, in diesem Fall zur personalisierten Medizin, ist logisch. »Tatsächlich ist das Konzept der ›personalisierten Medizin‹ eine Art Sammelbegriff für die nächsten logischen Entwicklungsschritte der Medizin.«[3] Geschichte verläuft demnach in logischen Einzelschritten des Fortschritts. Der Verlauf der Geschichte hin zur personalisierten Medizin wäre demnach zwingend. Jeder, der etwas anderes als nächsten Schritt vorschlägt – so die Aussage –, würde gegen die Logik verstoßen, also gegen elementare Grundsätze des Denkens und gegen den Verlauf der Geschichte. Stattdessen gilt es sich anzustrengen, um den nächsten logischen Schritt zu erreichen. Und »diese Anstrengungen können nicht schnell genug kommen«[4]. Man kann die Beschleunigung des logischen Wandels der Geschichte nicht übertreiben, und es gibt keine Höchstgeschwindigkeit – wie tröstlich angesichts der zahlreichen sonstigen Geschwindigkeitsbegrenzungen im Alltag.

Was für die personalisierte Medizin gesagt wurde, gilt gleichermaßen für die Digitalisierung der Medizin, Big Data, künstliche Intelligenz, Internet, Gentechnologie etc. So äußert sich Alexander Schuth, Gründer von Denali Therapeutics, einer Firma, die u. a. zur Alzheimer-Erkrankung forscht: »Fortschritt ist immer gut, morgen ist immer besser als heute.«[5] Die Medizin ist demnach selbstgetrieben, sie entwickelt sich gesetzmäßig in eine bestimmte Richtung, und das Ergebnis wird gut sein. Oder, wie es Hasso Plattner, seines Zeichens SAP-Gründer, ausdrückte: »Der medizinische Fortschritt schreitet unaufhaltsam voran.«[6] Mit anderen Worten: Nichts kann den Wandel zum Besseren aufhalten.

Dem liegt eine ganz bestimmte Auffassung vom Verlauf der Geschichte zugrunde. Sie ist quasi gesetzmäßig, »unaufhaltsam« auf Fortschritt ausgerichtet. Fortschritt ist das, was Wissenschaft an Neuem hervorbringt, und das wird kommen und ist gut. Also sind Beschreibung (es wird in Zukunft *so* sein) und Wertung (es wird in Zukunft *gut* sein) zwingend miteinander verbunden. Das eine folgt aus dem anderen. Deshalb ergibt sich in der Medizin die Aufforderung, dahin zu streben, zum Fortschritt der Wissenschaften.

Diese Verknüpfung von beschreibenden und wertenden Elementen lässt sich auch in den verschiedenen Bedeutungen des Begriffs »Fortschritt« wiederfinden. Denn »Fortschritt« bündelt mehrere Aspekte, die es auseinanderzuhalten gilt. Zum einen ist mit dem Begriff stets ein Wandel, eine Veränderung gemeint. Es bleibt gerade nicht so, wie es ist, sondern, metaphorisch gesprochen: Man bewegt sich, man schreitet fort. Zum anderen ist der Begriff wertend, zuallermeist in einem positiven Sinne. Man schreitet fort, und zwar nicht irgendwohin, sondern in die richtige Richtung. Was durch die Veränderung kommt, ist besser.

Um dies aussagen zu können, bräuchte man allerdings einen wertenden Maßstab. Es bedarf stets eines Grundes, warum eine Veränderung gut oder gar besser sein sollte als das Vorherige. Warum sollen die Erkenntnisse, die in Hightech-Laboren rund um die Welt, bevorzugt im Silicon Valley, ermittelt werden, und die sich daraus hoffentlich ergebenden Therapien gut sein? Dazu bedarf es einer Bewertung. Nur weil etwas von hochmodernen, aufstrebenden Institutionen mit höchster Energie und Unmengen von Risikokapital vorangetrieben wird, muss es ja nicht unbedingt gut sein. Man könnte auf ein wertendes Kriterium nur verzichten, wenn durch eine Geschichtstheorie belegt sein sollte, dass die Veränderungen in einer Wissenschaft, in unserem Falle: in der Medizin, stets in eine Richtung gehen. Wenn Alexander Schuth recht hätte, »morgen ist immer besser als heute«, wenn Neues aufgrund historischer Gesetzmäßigkeiten immer gleich Besseres wäre, dann könnte man auf eine Bewertung des jeweils Neuen verzichten.

Und genau diese Ansicht liegt zahlreichen euphorischen Äußerungen über die wunderbare Zukunft der Medizin zugrunde: Was da kommt, ist neu und deswegen gut. Nur ist diese Ansicht nicht überzeugend, für den Menschen sogar fatal. Denn der Preis für die zwingende Verknüpfung von neu und gut ist für den Menschen denkbar hoch: Bei »Deckungsgleichheit von Alt und Neu einerseits und Schlecht und Gut andererseits«[7] hätte man die Bewertung des Neuen nicht einer menschlichen Instanz überlassen, sondern einer anonymen Gesetzmäßigkeit der Geschichte. Der Mensch müsste in diesem Fall allenfalls deskriptiv feststellen, ob es in der Medizin »weiter«gegangen ist, ob etwas »neu« ist. Die Bewertung wäre automatisch positiv, sofern es denn tatsächlich in der Medizin »weiter«gegangen ist.

Dieser Fortschrittsoptimismus käme einer Entmündigung des Menschen gleich, einer fortschrittsgläubigen und hoffnungsvollen Selbstaufgabe. Nur kurzfristig käme der Mensch zu Ehren, wenn er die Gesetzmäßigkeit im Wandel der Dinge entdeckt hätte, die mit Sicherheit sagt, dass »neu« immer gleich »gut« ist. Dann hätte sich der Mensch vor der Selbstentmündigung zumindest durch diese geschichtsphilosophische Entdeckungsleistung vorübergehend nobilitiert. Größtes Lob gebührte dem Entdecker der historischen Gesetzmäßigkeit, der zufolge in der Medizin das Neue immer auch das Gute ist. Ihm dürfte der Nobelpreis für Geschichtstheorie sicher sein – nur den gibt es nicht. Zudem bedeutet die historische Gesetzmäßigkeit zugleich die Selbstabschaffung des Menschen als Verantwortungssubjekt zugunsten des festgelegten Geschichtsverlaufes. Es würde bedeuten, dass die wertende Frage »Ist etwas besser?« durch die beschreibende Frage »Ist das neu?« ersetzt würde. Es reicht, dass etwas neu ist, aus dem Silicon Valley kommt, von einem Erfolgsunternehmen unterstützt wird und sich mit neuester Technologie anschickt, die Menschheit von Krankheiten zu befreien. Das ist dann auch zwangsläufig ein Fortschritt, und niemand müsste es noch bewerten.

Geschichte wäre demnach unser Schicksal. Die Gestaltungsmöglichkeiten sind eng begrenzt. Die Geschichte verläuft wie eine Eisenbahn. Ihre Richtung ist durch Schienen vorgegeben. Nur die Geschwindigkeit der historischen Entwicklung ließe sich beeinflussen. Der Mensch kann den Zug allenfalls beschleunigen (und das ist die richtige Haltung!) oder verzögern (und das ist die falsche Haltung!). Die Konsequenz ist zwingend: Der einsichtige Mensch kann dann eigentlich nur noch bemüht sein, dem Sinn der Geschichte ergebenst zu dienen und den Wandel zu beschleunigen, den Weg besonders schnell zu gehen, das Neue möglichst schnell zu erreichen. Alles andere wäre ignorant, gar renitent. Zweifel an den Verheißungen aus dem Silicon Valley würden zur Blasphemie, Warten zur Sünde, Ungeduld zur Tugend.

Der gesetzmäßige Geschichtsverlauf?

Diese Gesetzmäßigkeit der Zukunft erinnert an die historische Theorie des Kommunismus. Er glaubte gleichermaßen, durch eine wissenschaftliche Geschichtsphilosophie, den historischen Materialismus, auf einer quasi gesetzmäßigen Bestimmtheit des Geschichtsverlaufs zu beruhen und daraus seine Legitimation zu erlangen. Die Geschichte der Menschheit verläuft »dialektisch« über die Sklavenhaltergesellschaft, den Feudalismus, die bürgerliche Gesellschaft und den Sozialismus hin zum Kommunismus, und dann ist die Vorgeschichte der Menschheit abgeschlossen. Man konnte diesen Lauf eigentlich nur akzeptieren, gar befördern durch revolutionäre Aktivitäten, oder aber man war ein Reaktionär, ein Verzögerer, ein Störer des gesetzmäßigen Geschichtsverlaufs. Es galt, den Verlauf zu erkennen, seine eigene Stellung im Verlauf der Geschichte zu ermitteln und daraus die ganz unzweideutigen Handlungsanweisungen abzuleiten – und die Konsequenzen gegebenenfalls auch mit Gewalt durchzusetzen. Das historisch bevorzugte Subjekt fühlte sich dazu ermächtigt.

Die Erfahrungen des 19. und 20. Jahrhunderts mit den vermeintlichen wissenschaftlichen Gesetzmäßigkeiten des Geschichtsverlaufs lassen freilich davor zurückschrecken, die Wertung von Veränderungen, also eine ethische Frage, durch eine Geschichtsphilosophie zu ersetzen. Das gilt für die Politik und die Wissenschaften. Man darf getrost daran zweifeln, dass etwas zwangsläufig besser ist, nur weil es einer Veränderung entsprungen ist, nur weil etwas »neu« ist. Wie resümierte Peter Sloterdijk 1988 so treffend: »Prozess und Progress bilden aufeinander nur einen trügerischen Reim.«[8]

Wohl nicht umsonst äußern Historiker Zweifel an der Eindimensionalität des Fortschritts in der Geschichte der Medizin. So kritisiert Roy Porter die Schienenmetaphorik des historischen Wandels und die Eindimensionalität des Fortschritts in seiner voluminösen *Kunst des Heilens*: »Im British Medical Journal stellte Lord Thomas Jeeves Horder […] die Frage: ›Medizin wohin?‹ Er gab auch gleich die Antwort:

›Nun, wohin sonst als geradeaus.‹ Heute kann kein Mediziner oder Nichtmediziner sagen, wo ›geradeaus‹ ist.«[9] Genau dies scheint sich allerdings bei der Euphorie um die Digitalisierung und Genetisierung der Medizin gerade wieder zu ändern. Man ist sich offenkundig mal wieder sicher, was geradeaus ist. Und geradeaus ist auch gut.

Auf diesen Kurzschluss hat auch ein anderer Autor warnend hingewiesen, nämlich Hans Blumenberg: »Das Geschichtssubjekt, dessen Funktion sich in retardierender Störung oder in antreibender Beschleunigung erschöpft, ist ganz durch sein nie zuvor gekanntes Objekt, ›die Geschichte‹, bestimmt.«[10] Kurzum: Die Geschichtsphilosophie als Ersatz für ethische Bewertungen von Veränderungen ist zwar sehr beliebt, insbesondere in Zeiten von technologischen Neuheiten, aber trügerisch, entmündigend und eben nicht überzeugend. Der naive, auf historische Gesetzmäßigkeiten verweisende Fortschrittsoptimismus ist als Heteronomie zudem die »völlige Negation des Versprechens der Moderne«[11], das da lautet: Autonomie.

Evolution?

Auch eine analoge Argumentation mit der Evolution hinkt: Was jetzt geschieht, sei nichts anderes als die Weiterführung der Evolution auf einer anderen Ebene, und deswegen sei es gut. Nicht umsonst heißt die Firma, die verspricht, im Jahre 2020 Krebs heilen zu können, »Accelerated Evolution Biotechnologies Ltd.«[12]. Nun gut, selbst wenn es sich bei den Produkten der Firma um Resultate beschleunigter Evolution handeln sollte, ist damit noch lange nicht gesagt, dass die Entwicklung auch moralisch gut ist. Anderenfalls würde die Evolution das Kriterium für gut oder schlecht in sich tragen, in dem Sinne, dass das Voranschreiten der Evolution gut ist, und wenn dann noch beschleunigt, dann sogar besser. Dagegen lassen sich überzeugende erkenntnistheoretische Gründe anführen. Wie ließe sich aus dem Gang der Evolution eine moralische Bewertung ableiten? Warum sollte der Gang der Evolution gut sein? Dagegen ließe sich die Tatsache anführen, dass in der Evolution Dinge geschehen sind, die man schwerlich als gut bezeichnen dürfte. Sie war nämlich zu einem Großteil der Arten äußerst brutal. Die Evolution hat sie ausgerottet, und zwar lange bevor der Mensch sich anschickt, es ihr gleichzutun. Auch der Verweis auf die Evolution kann keine überzeugende Wertung von Veränderungen liefern.

Also ist Voranschreiten nicht automatisch Fortschritt in einem gewerteten Sinne, sondern das muss stets eigens bewertet werden. Mit höchster Wahrscheinlichkeit wird im Silicon Valley Neues ermittelt, und es dürften sich daraus auch hilfreiche diagnostische und therapeutische Maßnahmen ergeben. Aber das ist nicht deswegen besser, weil es neu ist und aus einer bestimmten Richtung der Wissenschaften stammt. Es bedarf einer eigenen Wertung. Wer das Gegenteil behauptet, hat sich selbst entmündigt, denn er verzichtet darauf, das Neue überhaupt noch bewerten zu können. Aber genau das findet statt mit dem Motto »morgen ist immer besser als heute«.

Fortschritt in der Medizin: »Hauptsache, ich bin geholfen«

Die gut begründete Abdankung der Geschichtsphilosophie als Ersatz für die Ethik bringt die Ethik zwar zu ihrem Recht, aber eben auch zu ihrer Pflicht. Sie zwingt zum ethischen Urteil im Einzelfall über etwas Neues. Man kann sich nicht auf Gesetzmäßigkeiten verlassen, sondern muss stets fragen: Ist das Neue, was die Wissenschaften versprechen, so es denn eintritt, ein Fortschritt anhand eines Wertmaßstabs? Und woher kommt dieser Maßstab?

Zunächst einmal muss man festhalten: nicht aus den Wissenschaften selbst! Wissenschaften können die Welt beschreiben, wie sie ist, und zwar höchst erfolgreich, aber nicht, wie sie sein soll. Wie etwas Neues in der Medizin zu bewerten ist, können die Wissenschaften nicht beantworten.

Gleichwohl, das Kriterium für Fortschritt in der Medizin lässt sich vergleichsweise einfach finden, sofern man auf einem gewissen Niveau der Abstraktion verbleibt. Die Medizin definiert sich als praktische Disziplin seit jeher über ein Ziel: Sie soll kranken Menschen helfen, sei es durch Vorbeugen, Heilen oder Lindern. Oder, wie man es im Ruhrgebiet so treffend zu formulieren weiß: »Hauptsache, ich bin geholfen.« Das ist ihr normatives Kriterium; es ist vielfach in Berufsordnungen und Deklarationen verankert, ziemlich stabil, wird im Grunde nicht ernsthaft angezweifelt, und man kann es durchaus als eine kulturelle Leistung bezeichnen.[13] Und es gibt auch nicht den geringsten Grund, von dieser Ausrichtung abzuweichen, nur weil zahlreiche Labore und Forschungsinstitutionen dieser Welt mit Hochdruck an neuen medizinischen Technologien arbeiten. Also: Die Medizin besitzt stabile Kriterien des Fortschritts, und wenn es der Medizin gelingt, kranken Menschen besser zu helfen, dann ist es auch im gewerteten Sinne ein Fortschritt. Doch damit fangen die Probleme erst an.

3.

Die Komplexität des medizinischen Fortschritts

Nun kommt eine Schwierigkeit ins Spiel, die der Komplexität der Verhältnisse geschuldet ist. Sie gerät in der Euphorie um die neue Medizin nur zu gern in Vergessenheit. Wie gelingt es, neue Erkenntnisse aus dem Labor oder dem Computer in hilfreiche medizinische Handlungen umzusetzen? Denn man will ja gerade durch Handlungen Krankheiten verhindern, heilen, lindern, vielleicht den Menschen verbessern. Man muss die Disziplin Medizin als eine praktische verstehen: Ihr geht es primär darum, effektiv und zweckgerichtet zu handeln. Dazu nutzt sie Wissen (und zwar höchst erfolgreich!), doch alles Wissen dient ihr nur als Hilfsmittel. Will die Medizin kranken Menschen helfen, kann sie ihr Leitziel nicht auf Erkenntnisgewinn begrenzen. Immer nur neue Informationen zu erlangen, reicht nicht. Fortschritt bezogen auf das genuine Ziel der Medizin gibt es nur durch Handeln.

Doch viele Protagonisten der neuen Medizin verschließen sich dieser Einsicht und beziehen ihre Zukunftsvisionen ausschließlich auf die Ebene des Wissens. Wer allerdings die Frage übersieht, wie man vom Wissen zum Handeln kommt, erliegt einem groben wissenschaftstheoretischen Missverständnis. Eine typische Äußerung in dieser Hinsicht stammt beispielsweise von Axel Haverich, seines Zeichens Chirurg, aus einem Aufsatz zum Thema »Wissenschaft im Jahr 2030«:

»Der medizinische Fortschritt wird in den kommenden Jahren weiter rasch voranschreiten.« Er fordert insbesondere die pathophysiologische Erforschung, also Untersuchungen zu den physiologischen Vorgängen bei den Volkskrankheiten, und fügt hinzu: »Aus diesen Erkenntnissen werden sich zwanglos auch neue diagnostische und therapeutische Verfahren ableiten.«[1] Man achte auf das Adjektiv »zwanglos«. Neue Erkenntnisse werden ohne weiteres neue Handlungen, und zwar erfolgreiche Handlungen, ermöglichen. Oder: »Am Ende ist Medizin vor allem Information. Und die Fähigkeit, diese Informationen sinnvoll auszuwerten.«[2] Aber wer wird durch die Auswertung von Informationen eigentlich gesund? Zunächst einmal niemand. Das gelingt nur durch Handlungen als Konsequenz aus der Information und deren Auswertung.

Dem könnte man entgegenhalten, die Handlungen kämen von selbst, wenn man nur genug weiß: »Wenn wir unser Erbgut lesen können, bis ins Detail die Vorgänge der Biologie verstehen, dann sollten wir doch auch Fehler im Genom beheben können.«[3] Und deswegen seien die Anstrengungen zu Recht auf die Ermittlung von Wissen gerichtet, auf die Labore, auf die Computer. Doch so einfach ist es gerade eben nicht, denn das Lesen des Erbguts führt nicht automatisch zur Fähigkeit, es auch zu verändern. Dazwischen liegen viele Schritte. Und die Handlungen kommen nicht von selbst. In der Medizin geschieht kaum etwas »zwanglos«. Den Versprechungen zum medizinischen Fortschritt liegt häufig die Fehlannahme zugrunde, dass die wissenschaftliche Untersuchung der Gegenstände mit den allerneuesten Methoden neue wissenschaftliche Erkenntnisse hervorbringen wird und sich daraus dann neue, erfolgreiche Therapien ergeben. Ein typisches Muster der Erfolgsversprechungen beruht auf der Gleichung: Wissen bedeutet Handeln, im Grunde sind sie eins. Doch dem ist nicht so, und dies zu ignorieren, führt zu völlig unrealistischen Prognosen.

Wissen allein macht nicht gesund

Denn von wissenschaftlichen Erkenntnissen zu erfolgreichen Handlungen zu kommen, erweist sich als viel komplizierter. Dieses Verhältnis beruht auf wissenschaftstheoretischen Kategorien, die letztlich auf die antike Unterscheidung zwischen theoretischen und praktischen Disziplinen zurückgehen. Einer theoretischen Disziplin geht es um theoretisches, verallgemeinertes Wissen, einer praktischen Disziplin um praktisches Können im Einzelfall – und die Medizin ist eine praktische Disziplin. Um als solche begründete Handlungen zu realisieren, benötigt die Medizin allerdings wissenschaftliches Wissen, also Produkte einer theoretischen Disziplin. Damit trifft sie auf zwei Probleme:

Da wäre zunächst die Tatsache, dass sich das benötigte Wissen nicht von selbst bei medizinischen Handlungen ergibt. Es muss durch Forschung eigens und methodisch höchst aufwendig erarbeitet werden. Dadurch differenziert sich die Medizin in unterschiedliche Bereiche, und daran ändern auch moderne Technologien nichts: die ärztliche Praxis auf der einen und die biomedizinische Forschung auf der anderen Seite. Der forschende Bereich lässt sich – bei graduellem Übergang – noch einmal in klinische Forschung und medizinische Grundlagenforschung unterteilen. In welchem Verhältnis aber stehen Forschung und Praxis zueinander?

Auch wenn die biomedizinische Forschung nicht der Forderung unterliegt, unmittelbar kranken Menschen zu helfen, so stehen allerdings ihre gewonnenen Erkenntnisse zumindest mittelbar unter genau dieser Forderung. Sie sollen mehr oder weniger vermittelt – kurz-, mittel- oder langfristig – dazu beitragen, kranken Menschen durch Handlungen effektiver helfen zu können. Sofern es sich nicht um reine Grundlagenforschung handelt, ist die medizinische Forschung kein Selbstzweck, sondern in unterschiedlicher Nähe an die praktische Aufgabe der Medizin gebunden. Die biomedizinische Forschung steht somit in einem Dienstverhältnis zur praktischen Medizin. Man mag – und soll! – der medizinischen Forschung zwar die Freiheit zugestehen, ihre Mittel und Wege selbst zu bestimmen, sofern sie dabei nicht gegen Rechte der Patienten verstößt; ihre Ziele stehen ihr nicht zu Gebote. Letztlich soll das biomedizinische Wissen dazu beitragen, kranken Menschen zu helfen.

Überdies wäre zweitens zu klären, wie das Wissen für medizinische Handlungen genutzt werden kann. Wie gesehen, eine beliebte Antwort lautet: Die biomedizinischen Wissenschaften produzieren neues Wissen, aus dem dann von selbst, »zwanglos« erfolgreiche Handlungen entstehen. Doch genau das ist nicht der Fall. Denn wissenschaftliches Wissen in begründete und erfolgreiche Handlungen umzusetzen ist keineswegs trivial, sondern ein langer Weg.

Diesen Weg wollen wir uns nun näher anschauen. Er ist durchaus abstrakt und etwas kompliziert; man muss ihn aber gehen, um die grundlegende Schwierigkeit der Medizin zu verstehen. Dabei möchte ich auf eine Unterscheidung des Wissenschaftsphilosophen Mario Bunge zurückgreifen.[4] Er unterscheidet zwischen nomologischen und nomopragmatischen Aussagen sowie technologischen Regeln: *Nomologische* Aussagen beinhalten Erkenntnisse über gesetzesartige Zusammenhänge. Beispiel: »Das Hormon Insulin reduziert den Blutzucker.« Nomologische Aussagen unterliegen dem Kriterium der Wahrheit. Es sind allgemeine Aussagen, und sie beziehen sich nicht auf eine konkrete Situation. Sie werden gegenwärtig in der Forschung zumeist im Labor, also unter künstlich hergestellten, idealisierten Bedingungen, gewonnen. Und genau hier soll es durch die neuen Technologien einen enormen Zuwachs an Erkenntnissen geben. Durch weitere Forschung insbesondere auf der molekularen Ebene in Verbindung mit einer Aufarbeitung durch künstliche Intelligenz sollen sich neue Erkenntnisse über Zusammenhänge im Sinne von nomologischen Aussagen ergeben. Diese sollen aufgrund der zunehmenden Komplexität auch für immer kleinere Gruppen von Menschen ermittelt werden. Die gesetzesartige Aussage würde sich auf immer weniger Menschen beziehen.

Nomopragmatische Aussagen hingegen besitzen eine erweiterte Bedeutung zu nomologischen Sätzen. Erstere beziehen sich auf Handlungen, die etwas beeinflussen, etwas verändern wollen. Das unterscheidet sie von einer nomologischen Aussage. Beispiel: »Die Gabe von Insulin sub cutan [s.c., unter die Haut] reduziert den Blutzucker.« Wie das Beispiel deutlich macht, sind weitere zusätzliche Informationen zu berücksichtigen. Handlungen, insbesondere in der Medizin, greifen zumeist in einen größeren Zusammenhang ein. So beeinflussen weitere Faktoren die Wirkung einer Insulingabe in einem

Organismus. Wie wird es gegeben, wie wird es von Körper aufgenommen, und welche anderen Stoffwechselvorgänge beeinflussen die Wirkung des Insulins etc.? Nomopragmatische Aussagen haben überdies zumeist nur statistische Gültigkeit, denn eine Handlung in der Medizin erzielt nur selten zu 100 Prozent bestimmte Resultate. Die nomopragmatische Aussage kann daher eine andere Wahrscheinlichkeit besitzen als die nomologische Aussage, auf der sie aufbaut, allein weil zahlreiche weitere Aspekte Einfluss nehmen.

Gerade durch die Aufarbeitung von großen Datenmengen zahlreicher Patienten erhofft man sich im Rahmen der neuen Medizin weitere nomopragmatische Aussagen. In dem Sinne, dass man etwa bei einer hohen Zahl von Patienten mit Krankheit x durch digitale Aufarbeitung entdeckt, dass das Medikament y ihnen in bestimmter Weise geholfen hat und welche Faktoren zusätzlich darauf Einfluss nehmen. Aus dieser Korrelation ließe sich dann eine differenziertere nomopragmatische Aussage ableiten: »Bei Krankheit x hilft die Gabe von Medikament y besonders, wenn folgende Faktoren vorliegen: …«

Doch damit ist für die praktische Medizin zunächst einmal noch nichts gewonnen, denn es bedarf zur Handlung eines weiteren Schrittes, nämlich einer *technologischen Regel*. Sie ist nicht mehr wie die beiden zuvor erläuterten Aussagen erklärend, sondern anweisend, instruierend. Es *soll* etwas getan werden. Beispiel: »Wenn erhöhter Blutzucker reduziert werden soll, gebe man Insulin sub cutan.« Auch dazu sind weitere Informationen zu berücksichtigen als nur eine nomologische und/oder nomopragmatische Aussage. So sind weitere Umstände der Intervention zu klären, die sich durch die Handlung ergeben. Wie jede Medikation hat die Gabe von Insulin erwünschte und unerwünschte Wirkungen, die es zu berücksichtigen gilt. Insulin wirkt ja nicht nur auf den Blutzuckerspiegel, sondern ist auch mit anderen Reaktionen des Körpers verbunden, so mit dem Auf- und Abbau von Fettgewebe, dem Zellwachstum etc. Überdies stehen technologische Regeln in der Praxis immer im Verhältnis zu anderen Optionen. Bei erhöhtem Blutzucker wären die zahlreichen anderen Möglichkeiten zu bedenken, ihn zu senken, z. B. durch andere Medikamente, Ernährung, Bewegung etc.

Technologische Regeln unterliegen ganz anderen Kriterien als nomologische und nomopragmatische Aussagen. Es geht bei ihnen nicht mehr darum, ob sie wahr sind, sondern inwieweit sie tauglich sind, ein bestimmtes Ziel zu erreichen. Sie unterliegen dem Kriterium der Wirksamkeit. Dabei stellen sich ganz praktische Fragen, die weit über die künstlichen Bedingungen eines Labors hinausreichen: Sind die technologischen Regeln verlässlich, gut realisierbar, in welchem Maße und unter welchen Umständen sind sie in der Praxis umsetzbar? Inwieweit erweisen sie sich im Alltag als tauglich, werden sie akzeptiert und sind sie praktisch anwendbar. Kommen sie vielen Menschen zugute oder nur wenigen?

Was darf man sich durch die neuen Technologien in Bezug auf die technologischen Regeln erwarten? Die Aufarbeitung großer Mengen von Patientendaten, die im medizinischen Alltag gewonnen wurden, könnte zahlreiche Erkenntnisse über eine jeweilige technologische Regel liefern. Die praktischen Auswirkungen von derartigen Regeln im Kollektiv lassen sich genauer bestimmen, die zahlreichen Faktoren, die bei einer Intervention einwirken, lassen sich genauer identifizieren, z. B. über digitales Monitoring von Lebensstil, Medikamenteneinnahmen und anderen medizinischen Daten. Grundlegend für den Fortschritt in der Medizin ist allerdings folgende ernüchternde und gern ignorierte Einsicht: Auch wenn die zugrundeliegenden nomologischen und nomopragmatischen Aussagen richtig und von allerbester wissenschaftlicher Qualität sind, bedeutet das keine Erfolgsgarantie für die technologische Regel. Es können aus wahren nomologischen und nomopragmatischen Aussagen technologische Regeln abgeleitet werden, die sich als ineffektiv erweisen. Und umgekehrt: Eine hocheffektive technologische Regel kann ganz ohne nomologische und nomopragmatische Aussagen gefunden werden, zum Beispiel durch klinische Überprüfung von Zufällen oder durch systematische Evaluation von Handlungen. Insofern sind nomologische Aussagen »weder eine notwendige noch eine hinreichende Bedingung für die Ableitung technologischer Aussagen«[5]. Demgemäß ist auch die Aussage von Haverich nicht richtig: »Maßnahmen werden erst möglich sein, wenn die jeweiligen Pathomechanismen bekannt sind«[6], also die Vorgänge im Körper, die bei der Krankheit verändert sind. Man kann erfolgreiche Maßnahmen entdecken, ohne die Pathomechanismen zu kennen. Für einen Großteil der psychiatrischen Interventionen, seien es Psychopharmaka, Elektrokrampftherapie, Psycho- oder Soziotherapie, sind die zugrundeliegenden Mechanismen nur unzureichend bekannt, die Wirksamkeit der Interventionen ist aber belegt. Gut begründete nomologische und nomopragmatische Aussagen können zu effizienten technologischen Regeln beitragen, das ist aber nicht gewiss, und der Weg zwischen ihnen ist lang.

»… der günstige Augenblick ist flüchtig,
die Erfahrung trügerisch, die Entscheidung schwierig.«
(1. Hippokratischer Aphorismus)

Doch damit nicht genug, ein weiterer Schritt zur Anwendung am Krankenbett – und damit zum Fortschritt – ist notwendig. Mit einer technologischen Regel, selbst wenn sie sich als effektiv erweisen sollte, ist längst nicht alles in der ärztlichen Handlung entschieden und damit auch nicht die Frage, ob ein Fortschritt vorliegt. Denn die Anwendung einer technologischen Regel im Einzelfall bei einem konkreten Patienten ist ein weiterer, komplexer Schritt. Man muss die Frage klären, ob der Patient unter die technologische Regel fällt, was die Regel von sich aus niemals beantworten kann. Dazu bedarf es der Urteilskraft. Hierzu sollte man sich der Worte Immanuel Kants erinnern, dass »für die Urteilskraft nicht immer wiederum Regeln gegeben werden können, wornach sie sich in der Subsumtion zu richten habe (weil das ins Unendliche gehen würde)«[7]. Das bedeutet: Wenn die Medizin eine Regel aufstellt, die für eine bestimmte Krankheit nach wissenschaftlicher Erkenntnis Nutzen verspricht, dann sagt die Regel nicht, ob ein Patient an dieser Krankheit leidet und ob die Regel deswegen bei ihm angewendet werden soll.

Selbst wenn ein Patient unter eine Regel fällt, ist immer noch nicht ganz klar, ob sie angewandt werden soll oder nicht. Denn technologische Regeln beziehen sich zumeist auf einen bestimmten, isolierten Zustand, während der Patient häufig an mehreren Erkrankungen leidet, die ihrerseits Einfluss auf die Resultate der technologischen Regel nehmen. So ist zu klären, ob es bei diesem konkreten Patienten Unverträglichkeiten gibt, Kontraindikationen, also Gründe, warum das Medikament nicht gegeben werden darf, eine besondere Konstitution und sonstige relevante Faktoren. Für die praktische Umsetzung einer Regel, für wirklichen Fortschritt in der Medizin, sind also zahlreiche einzelne Aussagen zum Zustand des Patienten zu berücksichtigen, die eine technologische Regel von Haus aus nicht enthalten kann. So kann es sein, dass sich wirksame technologische Regeln bei einem bestimmten Patienten nicht anwenden lassen und damit eben keinen Fortschritt für diesen Patienten darstellen.

Das Beispiel verdeutlicht: Von der nomologischen Aussage »Insulin reduziert den Blutzuckerspiegel« bis zur konkreten Therapieempfehlung im einzelnen Fall »Nehmen Sie Insulin« ist es ein weiter Weg mit vielen Zwischenschritten. Und der Charakter einer ärztlichen Entscheidung ist ein ganz anderer als der Charakter von nomologischen und nomopragmatischen Aussagen oder auch von technologischen Regeln.

Und damit wird deutlich: Nur mehr Wissen zu ermitteln muss nicht zwingend zu einem praktischen Fortschritt führen. Zwischen medizinischer Erkenntniswissenschaft und praktischer Medizin ist zu unterscheiden. Fortschritte in der praktischen Medizin sind von unterschiedlichen Faktoren abhängig, und nicht ausschließlich vom schlichten Voranschreiten in der Erkenntniswissenschaft. Das liegt an den Unterschieden zwischen nomologischen, nomopragmatischen Aussagen, technologischen Regeln und Handeln im Einzelfall. Was bedeutet das alles für den medizinischen Fortschritt? Eines ist klar: Er kommt wohl nicht »zwanglos«. Und eine Veränderung bei den nomologischen Aussagen ist nicht zwingend von einem praktischen Fortschritt begleitet.

Was darf man von den neuen Technologien in der Medizin in dieser Hinsicht erwarten? Allenfalls graduelle Veränderungen! Es dürften sich durch den erhofften Wissenszuwachs auf allen Ebenen neue Erkenntnisse einstellen und zahlreiche gut begründete nomologische und nomopragmatische Aussagen sowie technologische Regeln ermitteln lassen. Doch die Schwierigkeiten, von den einen zu den anderen zu kommen, bleiben bestehen. Die neuen Erkenntnisse und Technologien, die man aus dem Silicon Valley und anderen Laboren erwartet, werden die strukturellen Unterschiede von Wissen und Handeln und den Weg vom Wissen zum Handeln nicht ändern. Wenn Regeln differenzierter aufgestellt werden, weil sie sich als effektiver herausgestellt haben, dann kann es sein, dass für die Subsumption des einzelnen Falls unter die Regel mehr Faktoren berücksichtigt werden müssen. Doch die Frage, ob ein Patient unter die Regel fällt, bleibt weiterhin bestehen und muss beantwortet werden. Es ist ein grobes Missverständnis zu glauben, differenziertere Regeln bedürften in ihrer Anwendung keiner Urteilskraft mehr. Es bleibt dabei: Vom Wissen zum Handeln ist es ein langer Weg.

Gebündelter Unsinn

Aber genau diese Einsichten werden bei den euphorisch angepriesenen Neuerungen nur zu gerne ignoriert. Und deswegen verheddern sich zahlreiche Ankündigungen der neuen Errungenschaften in oberflächlichen und unterkomplexen Fortschrittsprognosen. Eine kurze Passage aus einem Papier der Unternehmensberatung McKinsey, die einem gleich den Gefallen tut, eine ganze Reihe von typischen, gleichwohl ungerechtfertigten Kurzschlüssen zu bündeln, verdeutlicht dies sehr anschaulich. Zudem zeigt sie so ziemlich alle Schwierigkeiten eines wirklichen medizinischen Fortschritts auf:

> Selbst ein paar einfache Interventionen können enorme Auswirkungen haben, wenn sie großflächig umgesetzt werden. Beispielsweise schätzen wir bei Befolgung der »richtigen Präventionspfade«, dass die Einnahme von Aspirin bei Risikopatienten für die koronare Herzkrankheit kombiniert mit der Überwachung ihrer Cholesterinwerte und der Raucherentwöhnung die Gesamtkosten ihrer medizinischen Versorgung um mehr als 30 Milliarden Dollar senken könnte. Obwohl diese Maßnahmen schon seit einiger Zeit gefördert werden, ermöglicht »Big Data« die schnellere Identifikation von Hochrisikopatienten, effektivere Interventionen und engere Überwachung.[8]

Diese kurze Passage enthält argumentative Kurzschlüsse, weil sie eben nicht zwischen nomologischen und nomopragmatischen Aussagen sowie technologischen Regeln unterscheidet. Der Text geht davon aus, dass Big Data neue nomologische Aussagen ermöglichen werde: Bei erhöhtem Cholesterin gibt es ein erhöhtes Risiko für Herz-Kreislauf-Erkrankungen. Dies ist zwar schon lange bekannt, dürfte allerdings differenzierter formuliert werden können, indem das Risiko der Patienten differenzierter benannt werden könnte. Auch neue nomopragmatische Aussagen könnten ermittelt werden: Bestimmte Interventionen seien bei bestimmten Konstellationen der

Patienten effektiv, evtl. effektiver als andere. Zudem versprächen die neuen Technologien eine engere Überwachung. Man könnte mehr Daten über biologische Parameter sammeln. So ließe sich über Digitalisierung durchaus schneller feststellen, wann Abweichungen von bestimmten Werten vorkommen.

So weit, so gut. Doch was wäre damit gewonnen, und zwar so viel, dass man gleich 30 Milliarden Dollar spart? Differenzierte nomopragmatische Aussagen über Risiken für Patienten gibt es bereits. Dazu braucht man im Übrigen nur wenig Hightech-Medizin. Es reicht ein Blick auf den Patienten, eine Waage und ein Blutdruckmessgerät, und die Risikopersonen sind identifiziert. Man kann noch die Blutfette untersuchen, und die Prognose wird noch genauer. *High-Risk*-Patienten sind auch heute schon identifizierbar. Nun wird stets behauptet, dass man durch neue Technologien, insbesondere genetische Untersuchungen, und die Einbeziehung zahlreicher anderer Faktoren das Risiko noch differenzierter beurteilen kann. Dagegen sind mittlerweile Studien vorgebracht worden, die aussagekräftige Vorhersagen anhand von Polygenetic Risk Scores (PGR) bezweifeln.[9] Allein das Aufarbeiten von möglichst vielen Daten, zum Beispiel aus einer Genomanalyse, liefert keineswegs zwingend eine präzisere Prognose.

Doch selbst wenn man das Risiko genauer bemessen kann, was wäre dann gewonnen? Bisher ändern die Patienten in der Regel trotz Risikovorhersage und zahlreich angebotener Interventionen nur selten ihren Lebensstil. Hier liegt das Hauptproblem einer Verhaltensprävention. Die Vermeidbarkeit von Volkskrankheiten durch präventiven Lebensstil ist lange bekannt, das Potenzial ist enorm, nur der Lebensstil wird selten geändert. Warum sollte sich daran etwas ändern, wenn das

Risiko eines Patienten durch Big Data etwas präziser identifiziert werden kann? Darauf gibt das Statement von McKinsey keine Antwort. Wie aus den neuen Kenntnissen effektivere Interventionen erfolgen sollen, wird auch nicht weiter erläutert, zumal es an effektiven Interventionen gar nicht fehlt, wie das Zitat ja selbst zugibt. Und neue Medikamente sind durch die nomologischen Aussagen auch nicht zu erwarten, sondern allenfalls eine differenziertere Indikationsstellung.

Als Letztes verspricht der Text von McKinsey eine »engere Überwachung«. Doch mit bereits vorhandenen Instrumenten lässt sich ein Monitoring jetzt schon durchführen. Es mag in Zukunft leichter sein, wenn sich die Datenaufzeichnung einfacher gestaltet. Aber wird die Frequenz der Überwachung dazu führen, dass sich das Verhalten der Patienten ändert und sich ihre Gesundheit verbessert? Dafür führt der Text keinen Beweis an.

Last but not least gehört es zu den ebenso unbewiesenen wie beliebten Unerlaubtheiten, gleich mit Einsparungen aufzukreuzen, in diesem Falle 30 Milliarden Dollar. Warum eigentlich nicht 29 Milliarden oder 31? Es werden einfach Zahlen in den Raum geworfen, die sich aus einer völlig unberechtigten Verknüpfung von Annahmen ergeben – und bislang auch nicht eingetreten sind. Denn die Versprechungen im Text basieren auf Kurzschlüssen. Und wann hat sich eigentlich ein Gesundheitssystem darüber freuen können, dass auf einmal 30 Milliarden Dollar zur Verfügung standen? Und Einsparungen auf der einen Seite sorgen häufig für Mehrausgaben zu späterer Zeit und an anderer Stelle. In der Regel sind derartige Prognosen allein deswegen unseriös – und nur in den seltensten Fällen eingetreten.

Das zitierte Statement von McKinsey lässt sich vielfach finden. Und die unseriöse Zukunftsschau mit einer Ansammlung von Kurzschlüssen lässt sich auch für andere Krankheiten als den Herzinfarkt aufzeigen. Der Grundfehler ist derselbe: Die verschiedenen Schritte von Erkenntnissen zu effektiven Handlungen werden nicht berücksichtigt, da Wissen und Handeln im Grunde eins sein sollen.

»In absehbarer Zeit …« Das Manifest der Neurowissenschaftler

Ein weiteres eindrucksvolles Beispiel von euphorischen Zukunftsvorstellungen, bei denen neues Wissen quasi automatisch erfolgreiche Handlungen ermöglichen soll, liefern die Neurowissenschaften. Im Rahmen von neuen Technologien in den neunziger Jahren des letzten Jahrhunderts, mit denen man das Gehirn wissenschaftlich untersuchen wollte, avancierten die Neurowissenschaften zu einer der Leitwissenschaften, gar von einem Neuro-Boom war die Rede.[10] Politische Unterstützung tat ihr Übriges: Präsident Bush sen. hatte 1990 eine *Decade of the Brain* ausgerufen, die EU folgte 2013 mit einem umfangreichen Forschungsprogramm *Human Brain Project*. Grundlegende Phänomene des Menschen sollten von nun an vor allem unter neurowissenschaftlichen Aspekten erforscht werden, andere Perspektiven rückten in den Hintergrund. So entstanden Disziplinen, die sich hoffnungsvoll mit dem Attribut »Neuro« schmückten, wie die Neuroökonomie oder die Neuropsychoanalyse. Selbst eine Neurotheologie erhob das Wort, und die Pädagogik sah ihre Zukunft in einer Neuropädagogik.[11] Auch die Psychologie sollte sich am besten neurologisch orientieren[12], gelegentlich wurde gar von Neurorechtswissenschaften[13] gesprochen.

Bei derartigem Überschwang ließ es sich nicht vermeiden, dass Neurowissenschaftler Zukunftsvisionen formulierten, und nicht nur das: Sie wurden auch gleich manifestiert, und zwar im Jahre 2004 in einem Dokument mit dem Titel: »Das Manifest. Elf führende Neurowissenschaftler über Gegenwart und Zukunft der Hirnforschung«. Die »führenden« Mitglieder einer Forschungsrichtung bekräftigen hier deren Zukunft, und nicht nur das: Was sie sich in einem intensiven Beratungsprozess ausgedacht hatten, sei als Zukunft der Medizin, ja des Menschen überhaupt verkündet.

Solange es um die Gegenwart geht, geben sich die »führenden« Neurowissenschaftler in ihrem Manifest bescheiden. Man wisse vieles überhaupt nicht und noch nicht einmal, wie es zu erforschen sei.

> Nach welchen Regeln das Gehirn arbeitet; wie es die Welt so abbildet, dass unmittelbare Wahrnehmung und frühere Erfahrung miteinander verschmelzen; wie das innere Tun als ›seine‹ Tätigkeit erlebt wird und wie es zukünftige Aktionen plant, all dies verstehen wir nach wie vor nicht einmal in Ansätzen. Mehr noch: Es ist überhaupt nicht klar, wie man dies mit den heutigen Mitteln erforschen könnte.[14]

Doch die Bescheidenheit nimmt ein jähes Ende, sobald die »führenden« Wissenschaftler die Gegenwart verlassen und sich der Zukunft zuwenden. Die fundamentalen Fragen der

Erkenntnis und der Menschheit überhaupt stünden kurz vor einer Klärung durch die Neurowissenschaften:

> Dann lassen sich auch die schweren Fragen der Erkenntnistheorie angehen: nach dem Bewusstsein, der Ich-Erfahrung und dem Verhältnis von erkennendem und zu erkennendem Objekt. Denn in diesem zukünftigen Moment schickt sich unser Gehirn ernsthaft an, sich selbst zu erkennen.[15]

Das klingt in gewisser Weise nach dem Ende aller Erkenntnisprobleme, denn es drängt sich die Frage auf, was man danach noch erkennen soll, wenn man das Erkenntnisorgan und seine Funktionsweise erkannt hat.

Des Weiteren prognostizieren die »führenden« Neurowissenschaftler, dass ihre Tätigkeit »auch zu einer Veränderung unseres Menschenbildes führen«[16] werde. Das allein ist schon bemerkenswert: Während man wenige Zeilen zuvor noch erklärt hat, dass man vieles von der Funktion des Gehirnes nicht wisse und ebenso unklar sei, wie man es überhaupt erforschen könne, ist man sich wenig später sicher, dass die eigene Forschung kaum zu überbietende, weltbewegende anthropologische Auswirkungen zeitigen werde: Das Bild des Menschen werde sich ändern! Woher weiß man das, wo man doch weiß, dass man so wenig weiß, und noch nicht einmal weiß, wie man zu dem Wissen kommt? Warum schließt man nicht erst einmal die eigenen Wissenslücken und äußert sich dann zu den Auswirkungen?

Darüber hinaus lassen sich im Manifest die üblichen Beteuerungen finden, die in der Medizin niemals fehlen dürfen, wenn es um deren Zukunft geht: bessere Therapien. Doch diesmal – so versprochen – werde es nicht nur neue Medikamente geben, nein, die Therapie psychischer Störungen würde sich gleich »revolutionieren«[17]:

> In absehbarer Zeit wird eine neue Generation von Psychopharmaka entwickelt werden, die selektiv und damit hocheffektiv sowie nebenwirkungsarm in bestimmten Hirnregionen an definierten Nervenzellrezeptoren angreift.[18]

Das Ganze, daran bestehe kein Zweifel, werde alsbald geschehen, also durchaus noch zu Lebzeiten: »Vor allem was die konkreten Anwendungen angeht, stehen uns in den nächsten zehn Jahren enorme Fortschritte ins Haus.«[19] Doch weit gefehlt, davon kann zehn Jahre später nicht die Rede sein.[20] Die enormen Forschungsanstrengungen in den Neurowissenschaften haben im Jahre 2014 laut Mathias Berger, damaliger Freiburger Psychiatrie-Ordinarius, keine einzige neue psychiatrische Therapie hervorgebracht. Es wurden keine neuen Psychopharmaka gefunden, schon gar keine maßgeschneiderten. »Hier konnten bislang aus keiner der intensiv betriebenen Disziplinen (Genetik, Epigenetik, Molekularbiologie, Bildgebung und Elektrophysiologie) Erkenntnisse gewonnen werden, mit deren Hilfe im Alltag tatsächlich eine spezifische und effektivere Therapie ausgewählt werden kann.«[21] Dies hat sich in der Psychiatrie auch bis 2019 nicht grundlegend geändert. Lediglich bei störungsspezifischen Psychotherapien und der Versorgungsforschung gäbe es »[p]atientenrelevante Fortschritte«[22], die allerdings allesamt ohne die Erkenntnisse aus der *Decade of the Brain* gemacht wurden.

In der Neurologie gibt es wenige neue Therapien, die sich

auf die Neurowissenschaften zurückführen lassen. Der versprochene, automatische Transfer von Wissen zum Handeln fand auch hier nicht statt, von einer Revolution in der neurologischen Therapieentwicklung ganz zu schweigen. Die Gleichsetzung von »selektiv« mit »hocheffektiv« und »nebenwirkungsarm« bei Therapien ist zudem keineswegs immer gegeben. Das oben angeführte Beispiel des Insulins hat es doch deutlich vorgemacht: Eine Insulintherapie ist bei Insulinmangel eine hoch selektive Intervention, aber deswegen in der Praxis doch nicht nebenwirkungsarm. Die am wenigsten selektive Therapie, nämlich vermehrte Bewegung, ist hingegen bei manchen Formen des Diabetes ziemlich effektiv und weitgehend nebenwirkungsfrei. Das wusste man auch schon 2004, selbst unter Neurologen.

Das Beispiel der *Decades of the Brain* verdeutlicht: Ein enormer Zuwachs von nomologischen und nomopragmatischen Aussagen, den es tatsächlich gegeben hat, führte zu keiner einzigen neuen technologischen Regel in der Psychiatrie. Die Schwierigkeiten, von Erkenntnissen im Experiment oder im Labor zu hilfreichen Therapien in der Praxis zu kommen, haben die »führenden« Neurowissenschaftler schlicht ignoriert. Das neue Wissen führte nicht »zwanglos« zu neuem, erfolgreichem Handeln. Der bescheidene therapeutische Fortschritt in der Psychiatrie kam nicht von einem der bedeutendsten Forschungsprojekte der Gegenwart, der Hirnforschung, sondern ganz nach alter Herangehensweise aus der Psychotherapieforschung und der Versorgungsforschung. Das sind wiederum Bereiche, die von neuen Technologien, Digitalisierung und molekularer Ausrichtung der Medizin nicht sonderlich profitiert haben. Deren Herangehensweise ist *alt*, eben nicht *neu*, aber in diesem Falle erfolgreich gewesen. Kein Hightech, sondern altbekannte Lowtech brachte den bescheidenen Fortschritt.

Immerhin, die Übertreibungen und Kurzschlüsse der »führenden« Neurowissenschaftler zur Zukunft ihres Faches und der Menschheit sind in ihrer *scientific community* nicht unbemerkt geblieben. Zehn Jahre später, im Jahr 2014, nimmt ein Memorandum »Reflexive Neurowissenschaft« von »namhaften Neurowissenschaftlern«[23] das Manifest detailliert auseinander, verreißt dessen zentrale Thesen, entlarvt »unzeitgemäße Trivialitäten«[24] und benennt grundlegende Denkfehler. Es stellt in Bezug auf die versprochenen Resultate fest: »Die heutige Bilanz fällt aus unserer Sicht allerdings eher enttäuschend aus. Eine Annäherung an gesetzte Ziele ist nicht in Sicht.«[25] Man nehme zur Kenntnis: noch nicht einmal in Sicht! Zudem fordern die »namhaften« Neurowissenschaftler (nicht die »führenden«) eine »neue, *diskursive* und *reflexive* (nachdenkliche) *Neurowissenschaft* […], die auch ihre eigenen Grundlagen hinterfragen und ihre Grenzen erkennen kann«[26]. Bemerkenswert ist eigentlich nur, dass es dieser Forderung bedarf. Es sollte doch zu den Selbstverständlichkeiten einer jeden Wissenschaft gehören, ihre eigenen Grundlagen und Grenzen zu kennen.

Der SWR betitelte eine Sendung zum Thema dann auch wohl nicht umsonst »Neurodämmerung«[27]. Eine sinnige Anspielung, präziser formuliert müsste es jedoch heißen »Neurovisionsdämmerung«. Denn genau genommen geht es nicht um die Neurowissenschaften, sondern um deren Zukunftsvisionen.

4.

Die Erfindung der Theranostik

Im Rahmen der vermeintlich stürmischen Entwicklung der neuen Medizin, insbesondere im Zusammenhang mit der sogenannten Personalisierten Medizin, lässt sich eine weitere Verschmelzungsphantasie beobachten. Nicht nur Wissen und Handeln, nein, auch Diagnose und Therapie, seit jeher separate, wenn auch eng verknüpfte Schritte ärztlichen Handelns, sollen eins werden. Dafür wurde dann auch gleich ein neuer Name erfunden: Theranostik, englisch *theranostics* oder *theragnostics*. Angeblich hat John Funkhouser erstmals 1998 in einer Presseerklärung der Firma PharmaNetics den Begriff als Ausdruck für ein neues Geschäftsmodell genutzt. Er sprach 2002 von einer »theranostic revolution«; andere Autoren proklamierten kurz danach auch gleich eine »next revolution«[1]. Ab 2001 lässt sich theranostics zunächst nur sehr spärlich, ab 2011 mit deutlichen Steigerungen in Publikationen wiederfinden. In den letzten Jahren wurden über 1100 Artikel pro Jahr mit diesem Begriff publiziert (laut Datenbank pubmed), zudem wurde im Jahre 2011 die Zeitschrift *Theranostics*[2] gegründet, 2019 das *International Journal of Theranostics*[3]. Die »next revolution« ist demnach auf dem Vormarsch.

Auch die Pleitefirma Theranos, der größte Betrug im Silicon Valley, nutzte offenbar die sprachliche Anspielung. Die von ihr angeblich entwickelten diagnostischen Geräte (die nie richtig funktionierten) sollten schnell und breit verfügbar durch Bluttests diagnostische Informationen ermitteln können. Sie seien deswegen, so die Chefin Elizabeth Holmes, die »beste Sache [...] die Menschen jemals versuchten«[4], weil sie mittels schneller Diagnostik unmittelbar zu einer Therapie führen würden.

Zumeist werden die Begriffe »theranostics« oder »theranostic« genutzt, deutlich weniger die Begriffe »theragnostics« oder »theragnostic«. Doch in beiden Fällen soll die grundlegende Unterscheidung der ärztlichen Tätigkeit zwischen Diagnose und Therapie durch rapiden medizinischen Fortschritt aufgehoben werden. Das wäre tatsächlich eine Revolution oder gleich eine »nächste Revolution«. (Wenn man nur wüsste, was die vorherige Revolution war.) Aber was meinen denn die vermeintlichen Revolutionäre konkret mit diesem neuen Begriff, und handelt es sich dann wirklich um etwas Neues, so dass alle bisherigen Vorstellungen von ärztlicher Entscheidungsfindung revidiert werden müssen?

Etymologie und Definitionen

Lohnenswert ist ein Blick auf die sprachliche Herkunft. Sie ist kurios: Der Begriff setzt sich aus Therapeutik und Diagnostik, englisch *therapeutics* und *diagnostics* zusammen. Wenn man sich aber den englischen Begriff genauer anschaut, dann bemerkt man, dass der letzte Buchstabe von »therapeutics« (vom Griechischen θεραπεύω, heilen) entfernt wurde. Es verbleibt der Wortteil »thera«, und das ist der antike Name für die Insel

Santorini (Θήρα). Von »dia-gnostics« (griechisch γνώσις, Wissen) fehlt ebenfalls ein entscheidender Buchstabe, hier bleibt der Wortteil »nosos« (νόσος), also »Krankheit«, übrig. Demnach bedeutet der Begriff theranostics »Krankheit von Santorini«. Das macht aber keinen Sinn. Die hohen Erwartungen an die weitere Entwicklung der Medizin haben hier wohl zu sinnfreier Sprachpanscherei geführt.[5]

Unter den zahlreichen Artikeln zur Theranostik bemühen sich nur wenige um eine Definition. Dabei kristallisieren sich zwei unterschiedliche Bedeutungen heraus: Eine breite Definition versteht unter Theranostik eine gezieltere Verbindung von Diagnostik und Therapie. Eine enge Definition versteht unter theranostics, dass die Diagnostik zugleich eine Therapie ist. Welche Definition ist realistisch, und welche stellt wirklich etwas Neues dar?

Die breite Definition von Theranostik verweist auf die größere Nähe von Diagnostik und Therapie, um individueller handeln zu können: Theranostik gilt demnach als »Anwendung einer angemessenen diagnostischen Methodologie [...], um eine separate therapeutische Intervention zu personalisieren«[6]. Demnach bleibt die Therapie separat von der Diagnostik, beide sollen nur näher zusammenrücken. Für die Nähe von Diagnostik und Therapie finden sich ganz unterschiedliche Beschreibungen: Theranostik »integriert einige Arten diagnostischer Tests, um das Vorhandensein eines Zielmoleküls für ein spezifisches Medikament festzustellen«[7]. Oder: Theranostik »kombiniert Therapie mit Diagnostik«[8] oder ist eine »Kombination von Diagnose und Therapie«[9]. Ein Artikel entschwindet bei der Beschreibung gar in metaphorische Höhen, und dann kommt die Liebe ins Spiel (sofern diese Hochzeit etwas mit Liebe zu tun hat): Theranostik sei »die Hochzeit von Diagnostik und Therapie«[10].

Was ist nun konkret mit der breiten Definition gemeint? Durch eine diagnostische Maßnahme, zumeist auf molekularer oder auf Nano-Ebene, soll eine Aussage über den Patienten gemacht werden, aus der dann eine bestimmte Therapie gefolgert wird. Die Verknüpfung zwischen diagnostischer Aussage und Therapie ist zumeist so eng, dass andere Informationen, also Alter, Allgemeinzustand oder mögliche andere Erkrankungen des Patienten, für die Therapieentscheidung an Bedeutung verlieren. Aufgrund einer einzelnen Aussage zum Patienten, die im Rahmen einer Diagnostik ermittelt wird, erscheint eine bestimmte Therapie besonders erfolgversprechend, die im Idealfall an den diagnostizierten Strukturen auf molekularer oder Nano-Ebene ansetzt. Für diese Definition aber gilt: Die Diagnostik ist *nicht zugleich* die Therapie, sondern diese folgt nur aus ihr. Die Therapie muss immer noch gesondert von der Diagnostik durchgeführt werden.

Damit ist freilich nichts Neues ausgesagt. Die breite Definition von Theranostik entspricht den Vorstellungen, die in der Medizin lange bekannt sind: »Vor einer Behandlung ist eine vorsichtige Auswahl derjenigen Patienten, die von dieser Therapie profitieren würden, wichtig (Theranostik)«[11]. Oder: »Theranostik kann als eine diagnostische Methodologie für individuell zugeschnittene therapeutische Interventionen definiert werden.«[12] Das beschreibt aber die Grundintention jeder Diagnostik: genau zu untersuchen, um effektiver, gezielter und individueller therapieren zu können. Man findet dies in anderen Worten bereits in den Hippokratischen Schriften (insbesondere in den Büchern über die Epidemien oder dem

Buch über die Prognostik). Es gibt zudem wohl niemanden, der das Gegenteil von Diagnostik behaupten wollte. Insofern beschreibt die breite Definition von Theranostik nur, was gute Medizin immer schon sein sollte – und damit nichts Neues!

Das sieht man auch daran, dass längst bekannte diagnostische Methoden retrospektiv zur Theranostik erklärt werden, so die genetische Brustkrebsdiagnostik[13], die Computertomographie (CT), Magnetresonanztomographie (MRI), Ultraschall (US), Positron Emissions Tomography (PET), Single Photon Emissions Tomography (SPECT), Magnetoencephalographie (MEG).[14] Doch es macht keinen Sinn, im euphorischen Überschwang diagnostische Methoden, die seit Jahrzehnten benutzt werden, kurzerhand umzubenennen und ihnen einen neuen Status zuzuweisen, der dann auch gleich eine »Revolution« darstellen soll. Denn für all die Methoden gilt: Die Diagnostik ist nicht zugleich die Therapie.

Die *enge Definition* von Theranostik geht davon aus, dass eine Intervention gleichzeitig Diagnostik *und* Therapie ist. Theranostik seien

> Technologien, welche sowohl diagnostische wie auch therapeutische Funktionen enthalten. Diese Einheiten können gleichzeitig für zielgerichtete Medikamentengaben und Freisetzung von Medikamenten im Organismus sowie für die Diagnose inklusive der Beobachtung des Krankheitsverlaufs und des Behandlungserfolgs verwendet werden.[15]

Demnach erlauben theranostische Interventionen neben der Therapie eine Diagnosestellung und Monitoring, also die Überwachung des Krankheitsverlaufs. Andere enge Definitionen sind vorsichtiger und begrenzen die diagnostische Kapazität von theranostischen Interventionen: Sie sprechen von Interventionen, »welche gleichzeitig Krankheiten beobachten und behandeln«[16], oder sind zugleich »therapeutische und bildgebende Mittel in einer einzigen Zubereitung«[17]. Hierbei geht es also nicht um die Diagnose einer Erkrankung, sondern um das Monitoring oder Imaging, also die bildliche Darstellung eines Krankheitsgeschehens.[18]

Doch was ist damit konkret gemeint, und was ist realistisch? Für alle Interventionen, die in diesem Sinne theranostisch genannt werden, gilt: Die theranostische Intervention ist nur dann zugleich diagnostisch und therapeutisch, wenn bereits zuvor die Krankheit diagnostiziert wurde. Das sieht man am klassischen Beispiel für die enge Definition von Theranostik, der »idealen theranostischen Herangehensweise für personalisierte Medizin«[19]. Wenn man einen Schilddrüsentumor diagnostiziert hat und ihn mit radioaktivem Jod 131 behandelt, dann kann man an der Verteilung der therapeutischen Substanz entdecken, wie sich der Tumor verbreitet hat: »Die Zellen können auch mit einer Gamma-Kamera abgebildet werden, welche zugleich die von I-131 ausgehende Gammastrahlung nutzt«[20].

Bei der »idealen theranostischen Herangehensweise« geht es also um Überwachung des Krankheitsverlaufs, nicht um die Diagnose. Denn die wurde (in diesem Fall ein Schilddrüsentumor) bereits gestellt, sonst hätte man die radioaktive Substanz Jod-131 nicht verabreicht. Kein vernünftiger Arzt behandelt einen Patienten mit einer radioaktiven Substanz ohne vorherige Diagnose. Es muss bereits die Diagnose der Erkrankung vorliegen. Die theranostische Intervention liefert *zusätz-*

liche, präzisierende Diagnostik in einer Therapie und dient zur Überprüfung oder zum Monitoring der therapeutischen Intervention. Die theranostische Intervention diagnostiziert aber gerade *nicht* die eigentliche Erkrankung. Somit gilt auch für die Beispiele, die für die enge Definition von Theranostik genannt werden: Diagnostik und Therapie sind getrennt!

Damit stellt sich auch für die enge Definition die Frage, ob sie etwas grundsätzlich Neues beschreibt, das einen neuen Begriff rechtfertigt. Die Antwort ist klar: Nein! Auch hier vereinen sich Diagnose und Therapie keineswegs. Die Situation, dass man durch therapeutische Intervention weitere diagnostische Informationen erhält, ist in der Medizin altbekannt. Auch nach einer chirurgischen Operation weiß man nachher häufig mehr über die Ausbreitung eines Tumors. Jede Pharmakotherapie bringt Erkenntnisse, wie die Intervention anschlägt. Aus den Resultaten einer Therapie lassen sich häufig neue diagnostische Informationen gewinnen. Eine Therapie nach der ersten Anwendung zu adjustieren ist nicht neu, sondern gehört seit jeher zum guten ärztlichen Handeln. Genau genommen führt jede therapeutische Intervention zugleich zu diagnostischen Aussagen über den Patienten, schon allein durch das Resultat, ob sie wirkt oder nicht wirkt.

Insofern beschreibt auch die enge Definition von Theranostik eine längst bekannte Situation. Also liegt auch hier kein völlig neues Konzept vor, und von einem Paradigmenwechsel kann nicht die Rede sein. Es gibt keine »Revolution«, die einen neuen Begriff rechtfertigen würde! Weder die breite noch die enge Definition von Theranostik beschreiben etwas wirklich Neues, sondern nur die altbekannte Entscheidungssituation der Medizin. Die Intentionen, gezielte Verbindungen zwischen Diagnostik und Therapie herzustellen und den Therapieverlauf zu kontrollieren, sind sinnvoll, und man möge sie vorantreiben. Aber sie rechtfertigen keinen neuen Namen, denn die Intention ist in der Medizin seit den hippokratischen Schriften bekannt. Der neue Begriff ist zudem gefährlich, da er die weiterhin vorhandenen Unterschiede zwischen Diagnose und Therapie vernebelt und zu Unrecht nahelegt, auf weitere Überlegungen zwischen Diagnostik und Therapie verzichten zu können. Die Verschmelzungsphantasie von Diagnose und Therapie, gleich mit einer wundersamen Wortschöpfung gekrönt, entbehrt einer sachlichen Grundlage. Hier hat der technologische Überschwang einen missglückten, da irreführenden Namen für Altbekanntes kreiert, mehr nicht!

5.

Die Zukunft ist jetzt!

Die euphorischen Prognosen zur weiteren Entwicklung der Medizin verkennen nicht nur die Differenzen zwischen Wissen und Handeln sowie Diagnose und Therapie, sie neigen überdies dazu, Unterscheidungen in Bezug auf die Zeit aufzugeben. Sie verkünden somit eine weitere Verschmelzungsphantasie. Manche Autoren treiben die Zukunftsrhetorik auf die Spitze, indem sie den Wandel in der gegenwärtigen Medizin als derart schnell einstufen, dass sie auch schon mal die Zeitenabfolge aufheben. Die besondere Betonung der Zukünftigkeit gipfelt in der Ankündigung, dass die Zukunft bereits da sei. Der Abstand zwischen Gegenwart und Zukunft »kollabiert«[1]. In den Worten von Schilsky: »Personalisierte Medizin in der Onkologie: Die Zukunft ist jetzt.«[2] Nimmt man diese Aussage ernst, dann ist die Zukunft bereits seit 2010 da. Ein beachtlich langer Zeitraum für die Präsenz einer Zeit, die *per definitionem* noch gar nicht präsent sein kann.

Die Euphorie über die erwarteten Entwicklungen ist so groß, dass die Zukunft ihren Status als Zukunft verliert. Die besondere Affinität, ja die innige Sehnsucht nach Zukunft kulminiert letztlich in einer Grenzauflösung zwischen Gegenwart und Zukunft. Wie bei einem Liebespaar im höchsten Liebesrausch – »wir werden eins« –, so ergeht es Gegenwart und Zukunft bei der innigen Zukunftsliebe der Medizin: Sie verschmelzen!

Was bedeutet das für die Beteiligten? Die wahren Helden des Silicon Valley oder anderer Orte der beschleunigten Wissensproduktion sind Flüchtlinge aus der Gegenwart. Sie haben es vor allem eilig, der Gegenwart zu entkommen. Sie sind ihren normalen Zeitgenossen überlegen, weil sie eigentlich gar nicht mehr in der Zeit der Zeitgenossen leben, sondern bereits in der Zukunft. Dabei vergessen sie, dass sie stets nur in der Gegenwart leben können. Denn wenn die Zukunft »jetzt« ist, dann ist sie eben nicht mehr Zukunft, sondern Gegenwart. Wie sagte bereits der Soziologe Niklas Luhmann: »Die Zukunft ist und bleibt unbekannt, denn mit jeder eintretenden Gegenwart schiebt sie sich hinaus, erneuert sich als Zukunft.«[3]

Gegenwärtige Zukunft und Moral

Doch damit nicht genug. Die vermeintliche Gegenwärtigkeit der Zukunft bleibt nicht ohne Konsequenzen. Sie setzt auch schon mal eine ganz besondere moralische Verpflichtung voraus und winkt mit einer Belohnung: »Die Zukunft ist jetzt – und es ist Zeit zu handeln«[4], so mahnte ein Beitrag in Health Management Technology, dem es vor allem um die Verbreitung von elektronischen Patientenakten geht. Der Autor Phil Colpas, ein Journalist mit Schwerpunkt Gesundheitstechnologien, verknüpft das Verschmelzen von Gegenwart und Zukunft mit einem energischen Aufruf zum Handeln. Warum?

Weil wir derzeit in einer keineswegs perfekten Welt leben und bis zur Perfektion der Welt Eile geboten ist. Der Autor verbindet die Fusion von Gegenwart und Zukunft mit einer Erlösungsphantasie:

> In einer perfekten Welt könnten wir neue Technologien langsam implementieren. Aber da elektronische Krankenakten bisher nur bei 10 Prozent liegen und die Anreize der Regierung an Fristen gebunden sind, ist Zeit ein Luxus, den wir nicht haben.[5]

Diese Äußerung darf man getrost als Werbesprache für den Verkauf technischer Gerätschaften betrachten. Und man empöre sich nicht zu sehr darüber, wie eilfertig die perfekte Welt mit der Verbreitung elektronischer Patientendokumentationen gleichgesetzt wird. Denn jenseits dessen ist die Äußerung höchst aussagekräftig. Laut Colpas ist die Welt noch nicht perfekt, weil es noch zu wenige elektronische Patientenakten gibt. Die Welt ist perfekt, wenn 100 Prozent aller Akten elektronisch sind. Der Autor verbindet mit der elektronischen Gesundheitsakte die Vollendung der Welt (»perfekte Welt«). Eine Technologie versetzt die Welt in diesen Zustand. Deswegen sind wir moralisch verpflichtet, energisch zu handeln, also die technologischen Implementierungen zügig voranzutreiben. Man muss unbedingt jetzt handeln, damit jetzt die Zukunft da ist. Deswegen ist Zeit gegenwärtig ein Luxus, warten ist Sünde, Ungeduld ist Tugend.

Aber sobald die Technologie zu 100 Prozent verbreitet und ein Endzustand erreicht wurde, dann – welch Erlösung! – darf man »langsam« handeln. Zeit ist dann nicht länger »ein Luxus, den wir nicht haben«. Im Paradies ist keine Eile geboten. Die Zukunft ist streng in zwei Epochen eingeteilt, nur in der zweiten haben wir Zeit und ist Langsamkeit erlaubt. Dann erwartet die Ungeduldigen eine Erlösung von ihrer Unduldsamkeit.

Eine ähnliche Einteilung der Zukunft in zwei Abschnitte findet man auch in Bezug auf die Ethik: Noch brauchen wir Ethik, weil bestimmte wissenschaftliche Fragen noch nicht geklärt sind. Aber wenn sie einmal geklärt sind, dann ist die Ethik überflüssig. In diesem Sinne prognostiziert der Krebsforscher Panagiotis Konstantiopoulos Folgendes:

> Nun, da sich die Menschheit bewusst auf die mutige, aber wunderbare Reise gemacht hat, die molekularen »Geheimnisse« des Lebens zu entziffern, werden früher oder später die Rätsel von Gesundheit und Krankheit gelöst. Bis dahin darf die ethische Tragweite der Entwicklungen in der Molekularmedizin nicht unterschätzt werden.[6]

Der Autor teilt die Geschichte der Medizin, ja der »Menschheit«, in zwei unterschiedliche Segmente: eine Vorgeschichte und eine Zeit danach. Die Entwicklung der Medizin, diese »wunderbare Reise«, wird die molekularen »Geheimnisse« des Lebens entziffern. Und wenn das geschehen ist, wenn »die Rätsel von Gesundheit und Krankheit« gelöst sind, dann hat die Ethik wohl weniger oder nichts mehr zu tun. Im Paradies braucht man keine Ethik, nur auf dem Weg dahin. Dieser Disziplin droht Überflüssigkeit bei Kenntnis der molekularen Geheimnisse des Lebens. Der neue historische Abschnitt kommt überdies ganz gewiss – »früher oder später«. Und Zeit hat man dann auch – wie tröstlich, wie verheißungsvoll! Bedarf es noch weiterer Gründe, dieser Erlösung durch wissenschaftliche Anstrengungen energisch entgegenzustreben?

6.

»Diese Anstrengungen können nicht schnell genug kommen.«

Die Prognosen zur Zukunft der Medizin sind zudem geprägt vom Motiv der Beschleunigung. Die Zukunft ist so nahe, weil es so schnell geht. Aber warum geht es so schnell? Hinter allem stecken die Wissenschaften, die freilich entsprechende Kapitalinvestitionen mit Hoffnung auf Rendite benötigen. Die Wissenschaften sind der Motor, der schnell läuft und sich dabei auch noch ständig selbst beschleunigt. Was in Kürze die Welt so rosig macht, wird durch die Wissenschaften erreicht werden.

Das führt zu merkwürdigen Zeitverschiebungen und Schwierigkeiten in der Synchronisation: Die Entwicklung der *science* ist angeblich schneller als die Entwicklungen anderer Bereiche der Medizin, z. B. der Lehre. »Man könnte argumentieren, dass diese Technologien sich so schnell entwickeln, dass das, was wir heute lehren, obsolet sein wird, sobald individualisierte Medizin üblich wird.«[1] Die ungleichen Entwicklungsgeschwindigkeiten erfordern deswegen auch ungewöhnliche, ja »aggressive« Maßnahmen: »Eine aggressive Entwicklung von Programmen zur medizinischen Weiterbildung praktizierender Ärzte ist ebenfalls nötig.«[2] An den Zielen der aufkommenden Medizin besteht demnach kein Zweifel. Es geht darum, den beschleunigten Ausbau der neuen Medizin in allen Bereichen energisch genug einzufordern, »aggressiv«, damit alles in abgestimmter Geschwindigkeit verläuft.

Doch die Wissenschaften entwickeln sich nicht nur schneller als bestimmte Elemente der Medizin, sie sollen sogar noch schneller werden. Die Initiative von Präsident Obama zur Präzisionsmedizin (ein anderer Begriff für personalisierte Medizin) verspricht, »biomedizinische Entdeckungen zu beschleunigen«[3]. Die kurze Stellungnahme des Weißen Hauses erwähnt dreimal den Begriff »beschleunigen«. Das Potenzial dieser Beschleunigung gilt als gewaltig, steht der Prozess doch gerade erst am Anfang: »Das Potenzial der Präzisionsmedizin, die Behandlung und die Entwicklungsgeschwindigkeit neuer Therapien zu verbessern, wird gerade erst erschlossen.«[4]

Die Kombination von rasanten technologischen Entwicklungen beschleunigt das Tempo noch einmal, die Konvergenz von Technologien erzeugt einen Geschwindigkeitsrausch: »›Was für ein Trip die vergangenen Jahre waren, das Tempo ist unglaublich‹, sagt die Biochemikerin und Molekularbiologin Jennifer Doudna. ›Der Fortschritt verläuft nicht geradlinig, sondern exponentiell.‹«[5] Doch damit nicht genug: »Bis zur Mitte des kommenden Jahrzehnts wird sich der exponentielle Faktor des Fortschritts weiter verstärken, das Tempo weiter zunehmen.«[6] Selbst die exponentielle Beschleunigung wird noch einmal beschleunigt. Was aber wäre das?

Allein das Versprechen, die exponentielle Beschleunigung der Wissenschaften noch einmal zu beschleunigen, sollte skeptisch stimmen. Realistischerweise dürfte die Wissensproduktion in der Medizin zwar weiter voranschreiten. Aber permanente exponentielle Steigerungen kann es in der realen Welt nicht geben. Es gilt die Aussage: »Nur in der Mathematik lassen sich ja exponentielle Verläufe bis ins Unendliche hinein extrapolieren.«[7]

Das sieht Ray Kurzweil, unter anderem Chefingenieur von Google, aber ganz anders. Für ihn läuft die weitere, exponentielle Entwicklung auf eine Konvergenz hinaus, nämlich die der menschlichen und der künstlichen Intelligenz. Dann werde ein Zustand erreicht, den er Singularität nennt. In diesem überholt die künstliche Intelligenz die menschliche und übernimmt diese dann sogleich. Das führt auch zur Unsterblichkeit des Menschen, da er dann vollständig auf einem Computer repräsentiert werden kann – was übrigens schon bald der Fall sein wird, so Ray Kurzweil:

> Wegen der explosiven Natur der exponentiellen Beschleunigung technischer Entwicklung [...], kam ich zu dem Schluss, dass 2045 die Singularität stattfinden wird: das Ereignis also, hinter das wir von heute nicht weiter in die Zukunft schauen können, da dann artifizielle Intelligenz die menschliche überholen wird.[8]

Ein Gutteil der derzeit lebenden Menschen dürfte demnach noch mit diesem Zustand rechnen. Das wäre dann in der Tat die Erlösung der Menschheit von ihrer Sterblichkeit, mit keinem anderen irdischen Ereignis vergleichbar. Allenfalls vergleichbar mit dem Jüngsten Tag in der christlichen Religion. Doch damit stoßen die Beschleunigungsnarrative in Dimensionen vor, die ansonsten religiösem Gedankengut vorbehalten sind und über die Welt hinausweisen.

Religion: Beschleunigung und Erlösung

In die Beschreibungen der beschleunigten und sich beschleunigenden Entwicklung schleichen sich religiöse Elemente ein, und zwar in mehrfacher Hinsicht.[9] Religiöse Inbrunst treibt den Wandel der Medizin voran, er nutzt religiöse Elemente, stößt in religiöse Dimensionen vor und führt dabei Zeitstrukturen ein, die sonst nur aus religiösen Zusammenhängen bekannt sind. Das mag zunächst verwundern, sind doch die medizinischen Forschungslabore säkulare Orte höchst rationaler Wissenschaft. Und bei den Wissenschaftlern handelt sich nicht um eine Gruppe, die von einer Kirche oder einer Religion dominiert würde. Es herrscht Religionsfreiheit und Religionsvielfalt. Das gilt auch für die sonstige Herkunft einzelner Wissenschaftler, Nationalismen spielen keine Rolle. Im Gegenteil, man ist immer darum bemüht, die »besten Köpfe« anzuziehen, und dabei ist es vollkommen egal, woher sie kommen und was sie glauben.

Trotzdem sind die religiösen Anklänge bei einigen Vertretern der neuen Medizin keine Anklänge mehr, sondern explizit. So soll die ehemalige Geschäftsführerin von Theranos, Elizabeth Holmes, von dieser Dimension ihres Tuns im höchsten Maße überzeugt gewesen sein. Laut John Carreyrou, dem Journalisten, der den Betrug der Firma Theranos aufgedeckt hat, soll sie auf einer Mitarbeiterversammlung mitgeteilt haben, »dass sie hier im Begriff sei, eine neue Religion zu begründen«[10]. Berichte über ihre Tätigkeit lassen überdies keinen Zweifel, dass sie die neue Religion mit ebenso religiösem Eifer begründen wollte.

Andere sehen in ihrer Arbeit ein gottgefälliges Tun. So

äußerte sich Aubrey de Grey, seines Zeichens Computerspezialist und Altersforscher, der die Lebenserwartung des Menschen in kürzester Zeit auf über 1000 Jahre heben will, in einem Interview mit der *Süddeutschen Zeitung* wie folgt:

> **SZ:** Spielen Sie damit nicht Gott?
> **Aubrey de Grey:** Nein, mit Sicherheit nicht. Religiöse Menschen werfen mir oft vor, ich würde Gott seiner Macht berauben. Das ist Quatsch. Wenn Gott will, kann er jemand mit 80 altersbedingt sterben lassen oder mit 800 durch einen Unfall […]! Wir spielen nicht Gott, im Gegenteil. Wir gehorchen Gott durch unsere Arbeit.[11]

Für Harari wiederum besitzen Zukunftsfragen einen religiösen Bezug, weil sie einst religiös waren und nun rein technischer Natur sind:

> Alles nur technische Probleme. Und für jedes technische Problem gibt es eine technische Lösung. Wir müssen nicht auf das Jüngste Gericht warten, um den Tod zu überwinden. Dazu reichen ein paar Freaks in einem Labor. War der Tod traditionell ein Fall für Priester und Theologen, so übernehmen nun die Ingenieure.[12]

Die Übersetzung von religiösen Fragen in technische geht zwar mit neuen Zuständigkeiten bestimmter Professionen einher. Gleichwohl, die Eigentümlichkeiten des Geschichtsverlaufs haben sich in diesen Vorstellungen zur Zukunft der Medizin nicht geändert.

Denn die Strukturierung der Zukunft in eine Vorgeschichte und eine Phase der Erlösung weist eine deutliche Parallele zur christlichen Eschatologie, der Lehre von der Vollendung der Schöpfung, auf. In einer Studie hat der Theologe Ernst Benz eine kennzeichnende Änderung durch das frühe Christentum gegenüber der Antike in Bezug auf die Zeit herausgearbeitet. Anders als in antiken Religionen, in denen die Zeit einfach weiterfloss, hat das Christentum die Zeit segmentiert. Die Geschichte der Menschheit ist in drei verschiedene Abschnitte unterteilt: zunächst die Zeit vor der Geburt Christi, dann die Zeit von der Geburt des Erlösers bis zum Jüngsten Gericht, das alsbald kommen sollte. Es verbleibt noch die Zeit nach dem Jüngsten Gericht. Ernst Benz sieht in Christi Geburt den Beginn eine Heils- und Beschleunigungsgeschichte:

> Der Anfang ist schon gemacht; die Zukunft hat schon begonnen; von jetzt an eilt alles beschleunigt dem Ende zu, dem Heil und dem Gericht, dem Heil durch das Gericht. [...] Die Heilsgeschichte ist so mit dem Kommen Jesu Christi in ihren Schlussakt eingetreten, und dieser Schlussakt läuft mit einer sich beschleunigenden Geschwindigkeit ab.[13]

Man müsse noch viel erledigen bis zum Jüngsten Tag, der alsbald kommen würde, deswegen wäre Eile geboten. Zumal der Teufel seine letzte Chance vor dem Jüngsten Gericht noch wahrnehmen wollte.

Die Parallelen zu den Zukunftsvorstellungen von der neuen Medizin sind offensichtlich, auch sie sind geprägt von einer

»akzelerierende[n] Wirkung der Endzeiterwartung«[14]. Zunächst einmal vollzog sich das Ereignis, das für den weiteren Verlauf der Geschichte von einschneidender Bedeutung ist: Gentechnik, insbesondere CRISPR/Cas, künstliche Intelligenz und andere Technologien wurden entdeckt, die sich in einer Konvergenz anschicken, die Welt zu verändern. Damit ist ein neues Zeitalter angebrochen, das sich von dem vorherigen dadurch unterscheidet, dass wir etwas ganz Wichtiges wissen und können. Wir kennen nun die erlösenden Technologien und verfügen darüber, und wir kennen die kommende Erlösung. Der Schlussakt hat begonnen.

Aber noch befinden wir uns im Schlussakt in einer Zwischenphase. Denn die neuen Technologien müssen erst noch Erfolge erzielen, dann dürfte eine weitere neue Phase der Menschheit anbrechen. Noch sind wir nicht unsterblich, noch leiden wir an Krankheiten. Sowohl die christliche Religion als auch die moderne Medizin versprechen eine neue, ganz andere Zeit, die alsbald kommen werde. Es steht der Jüngste Tag in Bälde bevor oder eben – so die technologische, moderne Variante – eine neue Stufe der irdischen Menschheitsgeschichte, zum Beispiel die Erlösung von Krebs, das Verschwinden aller anlagebedingten Erkrankungen, ja aller Erkrankungen, das Überwinden einer kärglichen Lebenserwartung von durchschnittlich etwa 80 Jahren, vielleicht sogar die Überwindung des Todes. In Hararis Worten: »Wir müssen nicht auf das Jüngste Gericht warten, um den Tod zu überwinden.«[15]

Man darf gewisse Unterschiede in den Erzählungen über den Geschichtsverlauf allerdings nicht übersehen: Der Jüngste Tag in der christlichen Religion kommt ausschließlich durch Gottes Ratschluss, und man sollte auf dieses Ereignis gut vorbereitet sein. Die Erlösungen der neuen Medizin sind Resultate des wissenschaftlichen Fortschritts. Der führt einerseits nur zu Veränderungen des Menschen »im Diesseits«[16] – nicht ins Jenseits – und ist andererseits auf kollektive Anstrengungen des Menschen angewiesen. Die Segmentierung der Geschichte ist im Christentum nicht vom Menschen gemacht, sondern von Gott. Der Ablauf der medizinischen Geschichte – so die Zukunftsnarrative – ist zwar auch nicht vom Menschen gemacht, sondern der gesetzmäßigen Fortschrittsentwicklung der Wissenschaften geschuldet. In beiden Fällen hat der Mensch keinen Einfluss auf den Verlauf der Geschichte. Er kann sich ihm nur fügen, angemessen darauf vorbereiten und bis zum Jüngsten Tag noch vieles erledigen. In der Medizin kann der Mensch hingegen die Geschwindigkeit des historischen Prozesses beeinflussen, den Gang der Dinge beschleunigen. Die technologische Erlösung, das Ende des Schlussaktes der menschlichen Vorgeschichte gelingt abhängig von den Anstrengungen des Menschen zumindest früher oder später. Die Einsichtigen wissen das längst, und deswegen arbeiten sie auch mit höchstem Nachdruck. Sie verstehen sich als Beschleuniger der kommenden Erlösung. Deshalb gilt: nicht warten, sondern handeln. Denn weil eine neue Epoche der Menschheit so nahe ist, muss man zügig darauf hinarbeiten. Endzeiterwartung beschleunigt das Handeln.

Die frühen Christen wähnten sich in der Hoffnung auf eine gewisse Synchronizität ihrer Lebenszeit und der Weltzeit in einer Naherwartung. Die Wiederkehr Christi am Jüngsten Tag, die Parusie, sollte in Kürze, noch zu ihren Lebzeiten stattfinden. Diese Hoffnung lässt sich zuweilen auch in den Zukunftsnarrativen der gegenwärtigen Medizin beobachten. Eine Erlösung von bestimmten Krankheiten oder allen Krankheiten, gar Unsterblichkeit, wird noch zu eigenen Lebzeiten angekündigt. Und wenn nicht, dann aber spätestens zu Lebzeiten der eigenen Kinder.

In der adventistischen Geschichtsauffassung entledigt sich die quasireligiöse Erlösungsgeschichte nicht nur des Problems zahlreicher Krankheiten, sondern – wie gesehen – auch weiterer Probleme. Nur bis zur Lösung der biochemischen Geheimnisse des menschlichen Körpers bedarf es ethischer Überlegungen in der Medizin. Danach nicht mehr. Und wenn erst einmal alle Krankenakten digitalisiert sind, dann haben wir auch Zeit.

Insofern passt es auch, dass die Feststellung zur personalisierten Medizin, »the future is now«, dem Motto einiger adventistischer Kirchen entspricht: future is now.[17] Deren Mitglieder bezeichnen sich als Adventisten, also Gläubige in Erwartung einer besonderen Zukunft, der Erlösung: die nahe Wiederkunft von Jesus Christus am Jüngsten Tag, die Parusie. Doch diese ist noch nicht eingetreten, und so stellt sich die Frage der Parusieverzögerung. Die Wiederkehr von Jesus Christus wurde auch zu verschiedenen Terminen vorhergesagt – bisher ist er nicht wiedergekehrt. Zumindest hat er sich nicht öffentlich bemerkbar gemacht. Ähnliches finden wir in der modernen Medizin. Die Erlösung von Krebs wurde immer wieder, auch mit konkreten Daten, versprochen (siehe Kapitel 10 zum *war on cancer*). Bisher sind alle Fristen verstrichen. Auch die moderne Medizin sieht sich mit einer Parusieverzögerung konfrontiert.

Man möge sich noch einmal vor Augen führen: Mit all diesen religiösen Anklängen verlassen die Erzählungen von der medizinischen Zukunft das wissenschaftliche Feld. Die Zukunftsnarrative nutzen Elemente, die den Wissenschaften eigentlich fremd sind, und sie nutzen die Wissenschaften für Versprechungen, die sie von Haus aus nicht geben können. Denn Wissenschaften sind in ihrem historischen Verlauf nicht auf Erlösung programmiert, sie kennen keinen Schlussakt. Die grundlegenden skeptischen Fragen einer jeden Geschichtsphilosophie lassen begründete Zweifel an derartigen Vorstellungen aufkommen: Warum sollten die Wissenschaften nach einem solchen geschichtsdeterminierenden Programm funktionieren? Und wie könnte man es zweifelsfrei erkennen?

Übrigens, eine weitere Variante von Religiosität findet sich im Zusammenhang mit der Entwicklung neuer Technologien. In Kalifornien wurde eine Kirche mit dem Namen »Way of the Future« gegründet.[18] Die Mitglieder verehren die künstliche Intelligenz als ihren Gott und sind bestrebt, die Kontrolle über die Erde friedfertig an die künstliche Intelligenz zu übergeben. Zu ihren Glaubenssätzen gehören unter anderen: »Wir glauben an Wissenschaft«, »Wir glauben an Fortschritt«, und »Wandel ist gut«.

Zur Erlösung: Man arbeite immer!

Man kann die Lebenszeit eines Menschen nach Hans Blumenberg in eine »Musszeit« und eine »Kannzeit« einteilen. Erstere ist für die Selbsterhaltung notwendig, also zur Nahrungsbeschaffung, zum Schutz vor Kälte, Regen etc. Die Kannzeit hingegen ist ein »Zeitspielraum unbestimmter Erfüllungen«. Die

Menschen in den modernen Industriestaaten müssen immer weniger Zeit für den unmittelbaren Selbsterhalt aufbringen. Ihr Fortschritt zeigt sich in der »Verschiebung des Verhältnisses von Musszeit auf Kannzeit«.[19]

Diese Verschiebung ist auch bei den Protagonisten des Silicon Valley angekommen. Aufgrund ihrer Gehälter müssten sie für ihren Lebensunterhalt eigentlich nur einen sehr geringen Teil ihrer Lebenszeit aufbringen. Doch davon ist nichts zu spüren, zumindest bei den Erfolgreichen. Im Valley gibt es zwar bittere Armut, aber nicht bei den Experten der neuen Technologien. Ihnen eilt der Ruf voraus, zwar reich zu sein, aber nicht nur des Geldes wegen so ungeheuer viel zu arbeiten, nämlich im Grunde immer. Diese Einstellung ist auch kein Geheimnis, sondern wird von den Beteiligten gern gezeigt und von den Berichterstattern ebenso gern vermeldet. So für Alexander Schuth: »Die Nächte sind zu kurz für Schuth, drei, vier Stunden Schlaf, Arbeit sieben Tage die Woche, das Rad dreht sich zu schnell, um eine Pause zu machen.«[20] Diese Kombination aus ständigem Arbeiten und beschleunigter Arbeitswelt findet sich auch für Maik Klasen, unter anderem Leiter einer Beratungsfirma für Biotech-Unternehmen: »Es verlangt von ihm 100-Stunden-Wochen, doch die Arbeit lohnt sich: Sein Beratungsgeschäft expandiert rasant.«[21] Wenn man Tim Cook, den Chef von Apple, nach seiner Arbeitszeit fragt, erhält man folgende Antwort: »Ach, das werden so 80 bis 90 Stunden sein – was ich übrigens nicht von meinen Mitarbeitern erwarte.«[22] Muss er auch nicht, denn die tun es vermutlich ohnehin von selbst, zumindest die Ambitionierten. Alles andere zu glauben wäre »abstrus«, so auch für Elizabeth Holmes, die geschickteste Betrügerin im Silicon Valley, die die vollständige Umwandlung von Kannzeit in Musszeit vorlebte. »Dass jemand versuchen würde, eine gesunde Balance zwischen Arbeit und Privatleben zu wahren, war für sie eine abstruse Vorstellung. Für Elizabeth gab es nur die Arbeit. Zu jeder Zeit.«[23]

Diese Entwicklung ist in Bezug auf Arbeitnehmerrechte merkwürdig. Man erinnere sich daran, wie lange der Kampf von Gewerkschaften dauerte, die Arbeitszeiten einzugrenzen, und dass es als Erfolg gewertet wurde, eben nicht ständig arbeiten zu müssen. Das scheint für die »wahren Helden« des wissenschaftlichen Fortschritts jedoch nicht mehr erstrebenswert.

Doch warum verwandeln die Protagonisten des Fortschritts ihre Kannzeit in eine Musszeit, die Zeit »unbestimmter Erfüllungen« in eine Zeit sehr bestimmter Erfüllung? Warum arbeiten die zahllosen Wissenschaftler, Manager etc. eigentlich so viel? Für ihren Lebensunterhalt? Wohl kaum, denn die meisten könnten ihn mit einem Bruchteil ihres Gehaltes bestreiten. Aber warum dann, es muss doch Gründe geben? Die findet man in den Zielen ihrer Arbeit. Man arbeitet so viel, weil man höhere Ziele anstrebt, die weit über das eigene Leben hinausreichen: Menschheitsziele! Wer nicht 100 Stunden pro Woche arbeitet, kann nicht zu den Ersten gehören, die die Heilsbringung sehen, gar hervorbringen. Je mehr man arbeitet, umso eher kommt die Erlösung von Krankheiten, von kärglicher Lebenserwartung etc., und das wird dann noch zu eigenen Lebzeiten der Fall sein.

Weil man die Zeit als derart weltbewegend einstuft, erklärt man die Kannzeit zu einer neuen Musszeit: Die Ziele sind so hoch, dass man ihnen nachstreben *muss*. Die Erlösung ist so nahe, Menschheitsziele von höchstem Rang gilt es zu erreichen, und sie sind so nahe, dass man daran arbeiten muss. Der »Zeitspielraum unbestimmter Erfüllungen«[24] wird mit Nachdruck gefüllt. Das verweist auf eine weitere Dimension der zeitlichen Konstitution des Menschen, die Spannung zwischen Lebenszeit und Weltzeit.

7.

Der Sinn der Wissenschaft

Hans Blumenberg hat eine weitere Unterscheidung stark gemacht, die sich bei der Betrachtung der Zukunftsphantasien in der gegenwärtigen Medizin fruchtbar nutzen lässt: die Unterscheidung zwischen Lebenszeit und Weltzeit. Der Mensch weiß, dass es vor ihm Zeit gegeben hat und nach ihm Zeit geben wird. Die Welt hat nicht mit ihm begonnen – weder als Individuum noch als Gattung – und wird auch nicht mit ihm enden. Es dürfte den Menschen kränken zu wissen, dass seine eigene Lebenszeit eine flüchtige Episode angesichts der Weltzeit ist. Zudem ist diese Weltzeit für ihn unverfügbar. Er kann sie nicht in seine Gewalt bringen. Insofern ist er für eine kurze, begrenzte Zeitspanne, seine Lebenszeit, verloren in der unverfügbaren Zeit der Welt. Der Mensch hat überdies Vorstellungen und Wünsche, die weit über seine Lebenszeit hinausgehen. »Er lebt in einer Welt, die keine Grenzen des ihm Möglichen vorzuzeichnen scheint, ausgenommen die eine, dass er sterben muss.«[1] Die Schere zwischen Lebenszeit und Weltzeit geht auseinander. Angesichts einer »schon weit geöffneten und sich immer noch weiter öffnenden Schere von Lebenszeit und Weltzeit«[2] gilt: »Immer weniger Zeit für immer mehr Möglichkeiten und Wünsche«.[3] Diese Differenz zwischen Lebenszeit und Weltzeit besitzt Kränkungspotenzial, und nicht gering sind die Anstrengungen, dem etwas entgegenzusetzen.

Die Schere zwischen Lebenszeit und Weltzeit macht sich ganz konkret in der Tätigkeit als Wissenschaftler bemerkbar. Denn es klaffen die eigene, begrenzte Lebenszeit eines Wissenschaftlers und die unbegrenzte Zeit der Wissenschaften auseinander. Das hat sich in Zeiten rasanter Entwicklungen noch einmal verschärft, auch für die Wissenschaften gilt, dass die wissenschaftlichen Probleme, mit denen man sich beschäftigen kann, im Vergleich zur Lebenszeit eines Menschen rasant wachsen.

Das führt schon mal zu grundlegenden Fragen nach dem Sinn: »Warum betreibt man etwas, das in der Wirklichkeit nie zu Ende kommt und kommen kann?«[4] Diese Frage stellte sich Max Weber bereits vor 100 Jahren für den Beruf als Wissenschaftler angesichts einer ganz besonderen Eigenschaft der Wissenschaften. Denn sie befinden sich stets in einem Prozess, bei dem man nicht damit rechnen darf, dass er, anders als das eigene Leben, ein Ende finden wird. Man rackert sich sein Leben lang in den Wissenschaften ab, macht vielleicht die eine oder andere Erfindung oder Entdeckung über ein begrenztes Teilgebiet, die zumeist alsbald überholt sein wird, geht in Rente, stirbt, und die Wissenschaften gehen einfach weiter. Sie produzieren neues Wissen, was wiederum dazu führt, dass die eigenen Errungenschaften rücksichtslos schnell veralten. Wissenschaftler merken alsbald: Die Zeit geht über sie hinweg. Ihnen droht unweigerlich das Schicksal, überlebt zu werden.

Wie kann man in einem solchen Prozess Sinn und Befriedigung finden, wo doch die Lebenszeit eines Wissenschaftlers und die Zeit der Wissenschaft so weit auseinanderklaffen? Max Webers Antwort ist ernüchternd. Es sei der Sinn der wissenschaftlichen Arbeit, dass sie ständig auf neue Fragen stoße, sie »*will* ›überboten‹ werden und veralten. Damit hat sich jeder abzufinden, der der Wissenschaft dienen will.«[5] Also: abfinden! Mehr geht nicht.

Doch wie steht es im Silicon Valley um diese Einsicht? Findet man sich dort damit ab? Solche Fragen scheint sich in einer Medizin im »Zukunftsmodus«[6] niemand zu stellen, zumindest nicht öffentlich. Tiefgründiges Leiden am Leben als Wissenschaftler, gar an der Wissenschaft, existenzialistische Grübeleien oder ernüchternde Einsichten in die eigene Bedeutungslosigkeit angesichts der Geschichte der Wissenschaften passen nicht in die Aufbruchstimmung im Silicon Valley, im »Tal der Zukunft«. An der Schere zwischen eigener Lebenszeit und Weltzeit will in den Start-ups der neuen Medizin im Zeitalter euphorischer Zukunftsprognosen nun wirklich niemand verzweifeln. Warum auch, verkünden die Prognosen doch den alsbaldigen Anbruch einer neuen Zeit. Und damit deutet sich auch schon eine andere, eine tröstliche Antwort auf die Frage von Max Weber an, warum man etwas betreibt, dass »nie zu Ende kommt«. Man ist fest davon überzeugt und verkündet, dass die Wissenschaft zumindest in einigen Projekten doch »zu Ende kommt«. Wie bereits zitiert: »Früher oder später werden die Rätsel von Gesundheit und Krankheit gelöst«[7].

Deswegen teilt sich die Zukunft der biomedizinischen Wissenschaft in Zeiträume ein, von denen ein Zeitraum tatsächlich »zu Ende kommen kann« und dann ein neuer beginnt. Diese Segmentierung der Zukunft in verschiedene Abschnitte fungiert als erleichternde Antwort auf drohende Enttäuschungen bei unendlicher Zukunft, denn es besteht die Chance, in der eigenen Lebenszeit den neuen Abschnitt noch zu erleben, ja ihn sogar herbeizuführen. Die Segmentierung der Zukunft wird zur Antwort auf die Schere zwischen eigener, begrenzter Lebenszeit und unendlicher Zeit der Wissenschaften bzw. der Weltzeit. Sie könnten sich nämlich zumindest in Bezug auf eine neue Stufe der Wissenschaften synchronisieren.

Auch einige Namensgebungen legen eine segmentierte Entwicklung nahe. Das »next generation sequencing« in der Genetik erlaubt es dem Genetiker, in seiner Lebenszeit bereits die nächste Generation von Technologien zu nutzen. Immerhin, hier ist die vorherige Generation der Genomsequenzierung abgeschlossen worden. Die Forscher sind schon mal in die nächste Generation der technologischen Entwicklung hineingerutscht. Auch der Ausdruck »Medizin 4.0« suggeriert eine neue Stufe der medizinischen Entwicklung, die dann noch zu Lebzeiten erreicht werden kann.

Lebenszeit und Weltzeit: irgendwie synchronisieren!

Zwischen der Arbeitswut, also der vollständigen Transformation der Kannzeit in eine neue Musszeit, und der aufgehenden Schere zwischen Lebenszeit und Weltzeit lässt sich ein Zusammenhang herstellen. Denn wenn die Vertreter der neuen Medizin bestrebt sind, »die Weltzeit auf die Maße der Lebenszeit zu zwingen, die Lebensgrenze auf den Augenblick eingestandener Weltsättigung zu fixieren«[8], dann könnte es sein, dass dies nur durch permanente Arbeit möglich ist. Mit der Konsequenz, dass die Kannzeit wieder zu einer Musszeit wird, weil man unbedingt ein ganz bestimmtes Ziel erreichen will. Nun *muss* man wieder 80 Stunden und mehr arbeiten, sonst könnte man eine Schwelle der Menschheitsgeschichte verpassen und die Synchronisation von Lebenszeit und Weltzeit zumindest in Bezug auf wichtige medizinische Ereignisse verfehlen.

Doch leider ist eine erfolgreiche Synchronisation nicht gewiss. Die Entwicklung der erlösenden Technologien könnte auch schon mal länger dauern als die eigene Lebenszeit. Es könnte sein, dass man die ersten Tage der Menschheitsgeschichte ohne Krankheit etc. … nicht mehr erlebt, sondern kurz davor an einer Krankheit verstirbt. Man läuft Gefahr, gerade nicht in den Genuss der Vorteile zu kommen, für die man so hart gearbeitet hat. Das Risiko einer ausbleibenden Synchronisierung von Lebenszeit und neuer Epoche in der Weltzeit lässt sich mit zwei Strategien reduzieren. 1. Wie gezeigt: Man arbeite daran, dass eine neue Schwelle in der Weltzeit so schnell wie möglich kommt, also: man arbeite immer, Kannzeit wird Musszeit. 2. Man verlängere die eigene Lebenszeit; das erhöht ebenfalls die Wahrscheinlichkeit, eine neue Stufe der Wissenschaften noch zu erleben. Beide Strategien finden sich in den Zukunftsgeschichten der neuen Medizin, und sie können Sinn stiften – jede für sich, aber vor allem gemeinsam.

Da wäre also die eigene Lebenszeit, die jetzt bereits, so die Hoffnung, verlängert werden könnte:

> Langlebigkeit ist nicht zufällig zum Lieblingsthema der Techno-Elite geworden. Kein Feld verschmilzt besser die definierenden Wesenszüge des Silicon Valley: die bedingungslose Technologiegläubigkeit, die übergroßen Ambitionen, das Bestreben, Weltveränderer mit einer Mission zu

sein, nicht nur Profit, sondern zivilisatorischen Fortschritt herbeizuführen, die Geschichte zu prägen. Und welches Ziel könnte geeigneter sein, die Welt zu verändern, als das Leben zu verlängern? Nicht zuletzt das eigene.[9]

Bei manchen, so deren feste Überzeugung, könnte es noch klappen: Der Gerontologe Aubrey de Grey, Jahrgang 1963, wiegt sich in der Hoffnung, noch zu denjenigen zu gehören, denen eine Lebenserwartung von 1000 Jahren beschert sein wird.[10] Denn in 30 Jahren sei die Forschung so weit, diese Lebenserwartung zu ermöglichen. Seine Lebenszeit würde dann gerade noch mal in einen neuen Abschnitt der Menschheitsgeschichte hineinragen. Auch Maik Klasen geht davon aus, dass die derzeit Mitte Vierzigjährigen noch in den Genuss ihrer Innovationen kommen können.[11] Nur für die Älteren sieht es schlechter aus.

Gleiches gilt für das »Wunderkind« Sam Ginn. Bereits neben dem Studium besitzt er im Alter von 20 Jahren, wie sich das im Silicon Valley gehört, eine Start-up-Firma, arbeitet an der künstlichen Intelligenz und ist fest überzeugt: »Deep Learning wird dereinst zweifellos als Revolution gelten: Es gibt eine Zeit davor und eine Zeit danach.«[12] Bei seinem jugendlichen Alter darf der »Überflieger« durchaus damit rechnen, noch zu Lebzeiten die »Zeit danach« genießen zu dürfen, zumal er selbst alles tut, die »Zeit davor« so rasch wie möglich zu beenden.

Wenn die Wissenschaftler und weiteren Vorantreiber der Geschichte selbst schon nicht davon profitieren, dann leben sie zumindest in einer Zeit, in der etwas Wichtiges erfunden wurde, an der Schwelle einer neuen Zeitrechnung. So Steve

Jobs. Er versuchte angesichts seines drohenden Todes, seine Lebenszeit mit der Weltzeit auf ganz bestimmte Weise zu synchronisieren, um so ein besonderes Weltverhältnis herzustellen. Als er an Bauchspeicheldrüsenkrebs erkrankte, ließ er sich genetisch untersuchen und hoffte, dass sich aus der damals noch sehr aufwendigen und teuren Genomsequenzierung eine heilende Therapie ableiten ließe. In diese rein diagnostische Technologie setzte er allergrößte therapeutische Hoffnungen. Der Sieg über den Krebs schien ihm nur eine Frage der Zeit. »Ich werde entweder einer der Ersten sein, die auf diese Weise dem Krebs entkommen können, oder einer der Letzten, die an ihm sterben werden.«[13] In jedem Fall hat er so seine Lebenszeit mit der Weltzeit synchronisiert: Entweder ist er eines der letzten Opfer der medizinischen Vorgeschichte der Menschheit, in der man noch an Krebs stirbt, also einer der Letzten, die die Vorgeschichte der Menschheit noch am eigenen Leibe spüren. Oder eben einer der Ersten, die von der abgeschlossenen medizinischen Vorgeschichte und dem neuen Zeitalter der Welt profitieren, die durch die Erlösung von Krebs gekennzeichnet sind. Entweder ist er einer der letzten Unglücklichen oder einer der ersten Erlösten. Oder, wie es Harari in seiner »Geschichte von Morgen« auf den Punkt bringt: »Die letzten Tage des Todes«[14] sind angebrochen!

Steve Jobs – so seine Überzeugung – ist auf jeden Fall ganz nah an der Schwelle zur neuen Zeitrechnung erkrankt. Und wenn auch nicht direkt medizinisch, so hat er doch durch seine Tätigkeit erheblich zum Sprung in eine neue Zeitrechnung beigetragen. Er konnte »die Geschichte [...] prägen«.[15] Steve Jobs ist 2011 an Krebs verstorben, aber wohl nicht als »einer der Letzten«. Allein für 2018 errechnete die Global

Cancer Statistics mindestens 9,5 Millionen Krebstote weltweit, Tendenz steigend.[16]

Wenn man schon nicht selbst in den Genuss kommt, Lebenszeit und Weltzeit zu synchronisieren, so hat man ja immer noch die eigenen Kinder. Das ist moralisch gut, gewährt es doch eine Verbindung zur Weltzeit für unsere Liebsten. Zudem ist das Risiko, bei der erhofften Synchronisation zu scheitern, weiter nach hinten gerückt. Sollten die Kinder weiter an Krankheiten leiden, wird man es dem dann verstorbenen Vater nicht mehr persönlich vorwerfen können. So will Mark Zuckerberg alle Krankheiten noch zu Lebzeiten seiner Kinder heilen, verhindern oder managen. »[W]ir sind optimistisch, dass es möglich ist, in der Lebenszeit unserer Kinder alle Krankheiten zu heilen, zu verhindern oder zu behandeln.«[17] Die Kommentatoren sind entzückt: »Größer kann der Anspruch nicht sein: alle Krankheiten der Welt im Laufe dieses Jahrhunderts in den Griff zu bekommen.«[18] Doch, kann er: Innerhalb der eigene Lebensspanne könnte das Ziel erreicht werden. Freilich, das könnte sich dann doch als zu optimistisch erweisen und die Prognose liefe selbst in der derzeitigen Euphorie Gefahr, als unrealistisch eingestuft zu werden. Deshalb verbindet Zuckerberg die Lebenszeit der nächsten Generation, die seiner Kinder, mit der Weltzeit. Sie werden die Vorgeschichte der Menschheit mit Krankheiten hinter sich gelassen haben.

Die Verbindung zur Weltzeit kommt auch auf andere Weise ins Spiel. Thomas Schulz preist in seinem Buch zum Silicon Valley nicht die Geldverdiener als die wahren Helden des Silicon Valley, sondern »die Schuths und Tessier-Lavignes, die seit Jahrzehnten forschen und sich einen Durchbruch herbeisehnen, nicht zuletzt, um die eigene Lebensleistung zu rechtfertigen«[19]. Das Leben eines Forschers wird somit an einen »Durchbruch«, an eine neue Stufe in der Weltgeschichte geknüpft, und derjenige, der sie erwirkt hat oder zumindest dazu beigetragen hat, dessen Lebensleistung ist gerechtfertigt. Diese Aussage zieht gewichtige Fragen nach sich, hebt sie doch die Synchronisation der eigenen Lebenszeit mit einem »Durchbruch« in die Sphären der Rechtfertigung! Aber bitte schön: Warum müssen Menschen eigentlich ihre Lebensleistung rechtfertigen, und vor welcher Instanz? Wer ist eigentlich berechtigt, eine Rechtfertigung der Lebensleistung einzufordern? Und wer entscheidet, wann eine Lebensleistung gerechtfertigt ist? Üblicherweise besitzt kein irdisches Wesen diesen Auftrag oder diese Befugnis. Jedenfalls ist kein Mensch bekannt, der dies ernsthaft für sich reklamieren könnte. Aber wäre es dann eine nicht-irdische Instanz, die einen offiziellen Auftrag zur Rechtfertigung von Lebensleistungen anderer Menschen besitzen würde? Und gelingt die Rechtfertigung nur, wenn jemand an einem »Durchbruch« beteiligt ist? Nur die allerwenigsten Menschen können auch nur im Entferntesten Anspruch darauf erheben, an einer Schwelle in der Menschheitsgeschichte maßgeblich beteiligt zu sein. Ist ihre Lebensleistung deswegen nicht gerechtfertigt?

Im Silicon Valley wird Lebenssinn an Weltzeitveränderungen gebunden. Im gegenwärtigen Weltlichen ist man offensichtlich komfortabel gebettet. Man hat gute Jobs und ein annehmliches Auskommen. Was aber geht darüber hinaus? Was bleibt für die Ewigkeit? Der ostentativen Sinnverweigerung der Moderne wird eine Sinnstiftung entgegengesetzt, die sich an Involviertheit oder Nähe zu »Durchbrüchen« der

Weltzeit orientiert, an Synchronisierung. Und es taucht im hochsäkularen Milieu der Wissenschaften die Rechtfertigung der Lebensleistung auf, für deren Einforderung und Kontrolle auf Erden doch wohl niemand zuständig sein dürfte. Einmal mehr schleicht sich ein überirdisches Moment in die gefeierte Zukunft der Medizin ein. Bedarf es zur Rechtfertigung der Lebensleistung dann doch einer Instanz, die der Mensch nicht einnehmen kann?

8.

Alles »eine Frage des Willens«

Es gehört zur *conditio humana*, dass der Mensch schmerzlich feststellen muss, dass er nicht alle Ziele erreichen kann, die er gerne erreichen möchte. Es gibt für ihn Grenzen der Gestaltbarkeit seiner Umwelt und seiner selbst. Auch bei noch so großen Anstrengungen stößt er nicht selten auf Unverfügbares. Die Rolling Stones sind bislang nicht durch besonders tiefgreifende philosophische Analysen aufgefallen. Diesen Sachverhalt haben sie allerdings präzise zusammengefasst: »You can't always get what you want.«

Überdies weiß der Mensch zu Beginn zahlreicher Vorhaben zur Veränderung seiner Welt gar nicht, ob sie ihm gelingen werden. Er kann seine Erfolgschancen häufig nur abschätzen. Und es liegt in der Natur von Prognosen, dass man dabei zu unterschiedlichen Einschätzungen kommen kann, ob ein Vorhaben von Erfolg gekrönt sein wird oder nicht. So weit die Ausgangsbedingungen.

Schaut man sich die Zukunftsprognosen einiger einflussreicher Personen in der neuen Medizin an, so fällt zweierlei auf: Sie sind zum einen höchst optimistisch. Die Vorgeschichte der Menschheit mit bestimmten Erkrankungen oder einer Lebenserwartung von nur gut 80 Jahren wird alsbald überwunden sein, anlagebedingte Erkrankungen sind 2050 verschwunden, die Kinder von Mark Zuckerberg werden in einer krankheitsfreien Welt leben etc. Zum anderen sind die optimistischen Prognosen zum Gelingen der neuen Medizin an Bedingungen geknüpft: Mut, Wille und Anstrengung. Wenn sie gegeben sind, dann lassen sich auch die kühnsten Ziele realisieren. Eine typische Aussage dieser Art stammt von Larry Page, dem Begründer von Google. Der weiß nämlich genau, woran es liegt, wenn etwas nicht funktioniert: »So weit hätten wir auch vor fünf Jahren schon sein können, aber es fehlte der Mut.«[1]

Diese Überzeugung färbt auch auf Vertreter der Politik ab, sobald sie sich mit dem Silicon Valley beschäftigen. Bei seiner Ankündigung, Krebs sei in fünf bis zehn Jahren zu besiegen, betonte der Spitzenkandidat der Europäischen Volksparteien für das Europaparlament 2019, Manfred Weber, dies könne nur »gemeinsam«[2] gelingen. Diese Feststellung deutet schon darauf hin, dass die Bedingung für Erfolg in unseren Händen liegt: »Ich war in Stanford in Kalifornien und habe dort mit Wissenschaftlern und Medizinern intensiv diskutiert. Dasselbe habe ich in Europa gemacht. Ich habe den Eindruck, es ist vor allem eine Frage des Willens.«[3]

Bildungs- und Forschungsministerin Anja Karliczek will in dieser Angelegenheit nicht nachstehen. Sie verkündete 2019 im Deutschen Bundestag, dass die von ihr unterstützte »Dekade gegen den Krebs« aus folgendem Grund erfolgreich sein werde: »10 Jahre lang mobilisieren wir alle Kräfte.«[4] Nur fragt man sich, was heißt »alle Kräfte mobilisieren«? Was war eigentlich vorher? Wurden vorher nicht alle Kräfte mobilisiert, und wenn ja, warum? Und warum nur zehn Jahre alle Kräfte mobilisieren? Ist man dann fertig? Ganz abgesehen davon, dass der Förderungsbetrag von 63 Millionen Euro für zehn Jahre nur einen verschwindend geringen Anteil am Gesamtvolumen der Krebsforschung darstellt. Allein das Deutsche Krebsforschungszentrum (DKFZ) hat ein Jahresbudget von 280 Millionen Euro. Hinzu kommen die privatwirtschaftliche und die universitäre Forschung. Das Jahresbudget des US-amerikanischen National Cancer Institute, auch bekannt für die forschen Prognosen zur Ausrottung von Krebs, beträgt im Jahr 2019 5,74 Milliarden US-Dollar plus 400 Millionen für den Cancer Moonshot.[5] Wie will man »alle Kräfte« einer milliardenschweren Forschung mit 6,3 Millionen Euro pro Jahr mobilisieren? Warum fehlte bislang eigentlich nur diese im Gesamtvolumen verschwindend geringe Summe, um »alle Kräfte« zu mobilisieren? Hier treibt die politische Rhetorik die ohnehin fragwürdige Korrelation von Anstrengung und Machbarkeit auch noch in absurde Dimensionen voran.

Auch bei der Verlängerung der menschlichen Lebenserwartung finden sich Aussagen, die die Erreichbarkeit des Ziels ausschließlich an Entschiedenheit koppeln. So titelte die Zeitschrift *MIT Technology Review*: »Old age is over! If you want it«[6]. Das Ziel zu wollen und die Kräfte zu mobilisieren reicht allein allerdings nicht aus. Man muss sie auch am rechten Ort mobilisieren, oder genauer: bei den rechten Personen. Eine dieser Personen ist der uns bereits bekannte Aubrey de Grey. Er ist der festen Überzeugung, dass man das Altern abschaffen kann und die Menschen dann im Schnitt 1000 Jahre alt werden – »mindestens«![7] Auf die Frage, ob er das noch erleben werde, antwortete de Grey: »Ich tue mein Bestes, und die Chancen stehen gar nicht so schlecht. Die Aussicht, das Altern zu unterdrücken, ist nur noch 30 Jahre entfernt.«[8] Demnach könnte er selbst noch von seinen weltverändernden

Erfindungen profitieren und sich selbst in eine neue Epoche der Menschheit hineinretten. Auf die weitere Frage, woran es liegt, falls es so nicht kommen sollte, ist seine Antwort kurz: »Geld, mehr nicht. Wenn ich einen unbegrenzten Betrag hätte, könnte ich umgehend die besten Wissenschaftler in der Welt für die Arbeit an diesen Problemen gewinnen.«[9] Demnach ließe sich die Vorgeschichte der Menschheit mit einer Lebenserwartung von nur gut 80 Jahren in wohlhabenden Gesellschaften alsbald überwinden. Es werden »mindestens« 1000 Jahre Lebenserwartung sein, sofern eine Bedingung erfüllt ist: Geld, und zwar in »unbegrenztem« Ausmaß bei Herrn de Grey, um die »besten« Wissenschaftler »umgehend« anzustellen. Diese Aussage ist zunächst einmal sehr beruhigend, denn offensichtlich gibt es die besagten Wissenschaftler, die uns alle sehr alt werden lassen, bereits. Sie arbeiten derzeit lediglich am falschen Ort und am falschen Thema. Ausschließlich wegen Geldmangels arbeiten sie nicht bei Herrn de Grey. Aber wenn sie das täten, fände die Vorgeschichte der Menschheit noch zu Herrn de Greys Lebzeiten ihr ersehntes Ende. Es ist alles nur eine Frage der Anstrengung und der Konzentration von Ressourcen bei den richtigen Menschen, genauer gesagt: bei *dem* richtigen Menschen! Wie tröstlich zu wissen, dass lediglich eine unangemessene Geldverteilung die Erlösung der Menschheit von der derzeit kärglichen Lebenserwartung noch etwas hinauszögert. Und wie tröstlich für Aubrey de Grey: Bei angemessenem Geldfluss zur richtigen Person, nämlich zu ihm, ließe sich seine Lebenszeit noch mit einer neuen Stufe der Weltzeit synchronisieren.

Erreichbarkeit und Verantwortung, Scheitern und Verantwortung

Zukunftsaussagen, die unterstellen, die Zukunft durch Willen und Anstrengung erfolgreich gestalten zu können, bedeuten, dass es eine »erzwingbare Konvergenz«[10] von Lebenszeit und Weltzeit gibt. Solche Vorstellungen ermächtigen den Menschen. Freilich, die nun mögliche Konvergenz wird zugleich zur Selbstverpflichtung. Denn wenn Krebs schon in Kürze, zu eigenen Lebzeiten besiegt werden kann, sofern man die Forschung nur mit der gebotenen Entschiedenheit vorantreibt, dann bedeutet das eine Verpflichtung zur Entschiedenheit. Wenn die Lebenszeit durch die neue Medizin auf »mindestens« 1000 Jahre gesteigert werden kann, dann geht damit eine Verantwortung für diejenigen einher, die es tun könnten.

Eric Topols, einer der einflussreichsten medizinischen Autoren der USA, gab seinem Buch *The patient will see you now* den Untertitel *The future of medicine is in your hands.* Damit verdeutlicht er die Verschränkung von Erreichbarkeit und Verantwortung. Der Untertitel spielt einerseits auf eine ganz praktische Konsequenz an: Die Zukunft der Medizin findet zu guten Teilen auf dem Smartphone statt, und das hält man üblicherweise in den Händen. Andererseits lässt er sich als eine moralische Anforderung verstehen, eine Verantwortungszuschreibung. Der Mensch, jeder einzelne Mensch trägt Verantwortung für die Zukunft, insofern, als er die Gestaltung der Zukunft in seinen Händen hält. Folglich ist beides gemeint: »Die Zukunft der Medizin liegt in deinen Händen«, oder: »In Zukunft findet die Medizin in deinen Händen statt.«

Wenn dem so ist und die Geschichte überdies in ihrer Richtung vorgegeben ist, die Geschwindigkeit des Verlaufs aber durch menschliche Anstrengung beschleunigt werden kann, dann eröffnet sich eine entlastende Erklärung, falls versprochene Termine nicht eingehalten werden. Sollte der Krebs entgegen der Ankündigung zu einer bestimmten Zeit nicht besiegt worden sein, dann liegt das nicht etwa an den Prognostizierenden und ihrer falschen Prognose, sondern an mangelndem Eifer. Sollte die Lebenserwartung des Menschen in den nächsten 30 Jahren bei kärglichen 80 Jahren verharren, dann liegt es nicht an der falschen Prognose von Aubrey de Grey, sondern eben an der mangelnden Anstrengung oder an unangemessener Verteilung von Geld. Diese Vorstellungen sind in höchsten Maßen selbstimmunisierend für die Prognostizierenden, da jede Kritik an ihnen von vornherein ins Leere geht. Denn auf keinen Fall wären ihre Prognosen unseriös oder bestimmte Probleme unlösbar gewesen. Das wiederum kann ein weiteres Mal als Aufforderung zu verstärktem Eifer gedeutet werden, und nicht nur das: »Da lässt sich an die Tatkraft der um diese Überzeugung gescharten Genossen werbend appellieren, alles zur Beschleunigung der festliegenden Prozedur zu tun – zumal und vor allem: die Verzögerer aus dem Wege zu räumen.«[11]

Wenn Scheitern oder Verfehlen von Terminvorgaben mangelndem Einsatz zuzuschreiben sind, entfällt eine entpflichtende Konstellation der *conditio humana*. Der alte Grundsatz *ultra posse nemo obligatur* (über das Können hinaus wird niemand verpflichtet) büßt seine entlastende Wirkung ein, wenn das Können angeblich so immens gesteigert werden kann, und zwar abhängig davon, wie sehr man sich engagiert. Es gibt dann weniger, was jenseits des Könnens liegt, und keine mildernden Umstände, sondern nur mehr Verantwortung.

Diese Einstellung zur Gestaltbarkeit von Zukunft betont eine typische Vorstellung der Moderne. Sie ist ein prägnantes Beispiel für die Entzauberung der Welt, die Überzeugung, »daß man vielmehr alle Dinge – im Prinzip – durch *Berechnen beherrschen* könne«[12], wie es Max Weber ausdrückte. Die Konsequenzen einer solchen Vorstellung sind weitreichend, und sie finden in der neuen Medizin eine breite Ausformung: Wenn Erfolg nur eine Frage des Willens ist, dann tragen wir auch die Verantwortung. Das Verfehlen eines Zieles ist deshalb das Resultat von Willensschwäche, fehlender Konzentration, mangelnder Mobilisierung – von Verantwortungslosigkeit. Damit werden wir alle zu potenziell Schuldigen, Schwachen, sollten die hehren Ziele nicht erreicht werden. Der Mensch wird zum Versager, zum verantwortungslosen, unmoralischen Menschen, sollte seine Lebenserwartung nicht auf 1000 Jahre (»mindestens«) steigen. Kontingenzbewältigung wird überflüssig, ja geradezu unmoralisch. Sich abzufinden mit einer Lebenserwartung von etwa 80 Jahren wird geradezu unsittlich, nein, nur Kontingenzreduktion durch Technologie wird zur einzig vernünftigen, ja moralisch gebotenen Antwort. Wenn im Grunde alles erreicht werden kann, dann gibt es auch keine Entlastung, sondern für alles eine Verantwortung, die totale Verantwortung.

9.

Der Weltgeist trägt Hoodie

Die Zukunftsvorstellungen zur neuen Medizin basieren auf der Annahme, dass wissenschaftlicher Fortschritt durch Digitalisierung, künstliche Intelligenz und Genetisierung in eine neue Zeitrechnung führen wird. Einzig dem wissenschaftlichen Fortschritt, unterstützt mit viel Kapital, wird die versprochene Erlösung von vielen, wenn nicht von allen Erkrankungen zu verdanken sein. Nun könnte man erwarten, dass sich die Erlösungsgeschichten dann auch ganz auf den wissenschaftlichen Fortschritt beschränken. Doch weit gefehlt, das tun sie nicht. In die Zukunftsvorstellungen schleicht sich eine ganz bestimmte Ästhetik der Hauptdarsteller ein, eine eigentümliche Ikonographie bildet sich heraus, und der Fortschritt wird personifiziert. Menschen, denen eine ganz bestimmte äußere Erscheinung zugeschrieben wird, gestalten den Weg zu einer besseren Zukunft. Im Silicon Valley, dem Ort, »der die Weltseele in der Gegenwart auf einen Punkt konzentriert, ohne davon zu wissen«[1], ist man nicht nur klüger, fokussierter und engagierter als anderswo, sondern auch auf ganz eigene Weise schöner. Die Menschen treiben den Weltgeist voran und sehen dabei auch noch sympathisch aus. Die Berichte über die neue Medizin verkünden für die Hauptdarsteller des Silicon Valley und ihre Mitstreiter anderenorts einen eigenen ästhetischen Stil – und der ist aussagekräftig. Die Darstellungen müssen nicht unbedingt repräsentativ sein, und man muss das ästhetische Urteil der Beschreibenden nicht teilen. Gleichwohl, die Berichte sind auffällig, weil sie den zentralen Personen des wissenschaftlichen und technischen Fortschritts eine ganz besondere äußere Erscheinung zuschreiben.

Da ist zunächst einmal eine gewisse Abweichung zum Üblichen, zum Konventionellen. Wenn man schon die üblichen Bahnen der Wissenschaft verlassen und überschreiten will, dann darf man auch so aussehen. Das gilt auch für besonders talentierte Absolventen: »Christy hatte nicht mehr den schweren schwarzen Talar an, den auch Studenten zu diesem Festtag tragen. Sie fühlte sich in Shorts, T-Shirt und Tomboy-Look wohl – in einer Resultante aus praktischen Gründen und Desinteresse eher als einer Stilwahl.«[2] Diese Haltung lässt sich mit einer Präferenz beim Schuhwerk untermauern: »Stephane Bancel, Vorstandchef von Moderna, ein salopper Franzose mit sich lichtendem Haar und edlen Turnschuhen«[3].

Überhaupt: Turnschuhe! Sie sind nicht nur die gebotene Umkleidung der Füße, um Jugendlichkeit und Distanz zur üblichen Geschäftskleidung zu unterstreichen, sondern sie verweisen wegen ihres Ursprungs (Turnen) auf eine weitere Eigenart der erfolgreichen Menschen im Silicon Valley. Letztere sind nicht nur geistig fit, sondern auch körperlich. Dem Silicon Valley und den Forschungsstätten anderenorts ist zwar stets an den »besten Köpfen« gelegen. Es scheint dabei jedoch das Gesamtbild abzurunden, wenn sich die Körper unterhalb der besten Köpfe desgleichen in einem überdurchschnittlichen (Trainings-)Zustand befinden. Und dem ist so. Sebastian Thrun beispielsweise, »eine Legende im Silicon Valley«, wird wie folgt beschrieben: »Durchtrainiert und braun gebrannt von der kalifornischen Sonne, die zurückgehenden Haare fast zur Glatze geschoren.«[4]

Übergewicht zählt in diesem Zusammenhang eher zu den ungewöhnlichen Erscheinungen, so auch bei dem Gründer der Softwarefirma TIBCO, Vivek Ranadivé: »Beim Denken zwischen den Sätzen – er spricht so, als sei jeder neue Satz die Objektivierung eines frischen Gedankens – läuft Vivek Ranadivé immer ein paar Schritte. Er trägt ein schwarzes Hemd und eine schwarze Hose, die er mit einem wie aus Plastik aussehenden Gürtel an seinem kein Gramm zu schweren Körper festhält.«[5] Jennifer Doudna, Erfinderin der CRISPR/Cas-Methode, darf hinsichtlich fehlender Körperfülle nicht nachstehen: »Doudna ist eine filigrane Frau, fast zart, mit dünnen Beinen in schwarzen Jeans und Sandalen, die blonden Haare streng, kinnlang. Freundlich und vorsichtig denkt sie nach über jeden Satz, aber dann spricht sie mit Autorität und voller Kraft.«[6]

Ihre Kollegin Emmanuelle Charpentier, ebenfalls Erfinderin der CRISPR/Cas-Methode, wird auch schon mal als »Mademoiselle C.« betitelt und veranlasst die ansonsten eher nüchterne *FAZ* zu Lobgesängen:

> Diese »Revolution« im Gebiet der Erbgutveränderung bringt den Forscherinnen Doudna und Charpentier im Monatsrhythmus hochdotierte Preise ein, führt sie mit Hollywoodstars über den roten Teppich oder zur Verleihung in die Frankfurter Paulskirche. Die eine blond, die andere dunkelhaarig mit charakteristischem Wuschelkopf, beide schlank und sportlich – selten zeigte sich Wissenschaft so attraktiv wie kompetent.[7]

Auch bei Shinya Yamanaka, Nobelpreisträger für Medizin 2012, hält es der Beschreibende für geboten, neben der Weltläufigkeit auch noch seinen Körperzustand eigens zu erwähnen: »Yamanaka ist ein dürrer Mann mit randloser Brille, er teilt seine Zeit auf zwischen den Universitäten in Kyoto und San Francisco.«[8] Ebenso bei Aubrey de Grey: »ein dürrer Engländer mit Vollbart fast bis zum Bauchnabel«[9].

Eine ästhetische Distanz zum üblichen Erscheinungsbild eines gehobenen Geschäftsmanns gilt durchweg als lobenswert. So bei Hartmut Neven, Engineering Director bei Google:

> Neben seinen Kollegen von der NASA, im Anzug und mit Seitenscheitel, wirkt der deutsche Ingenieur eher wie ein Kreuzberger Szenewirt, mit abgerocktem schwarzen T-Shirt, silbernen Turnschuhen und zerrissenen Jeans. Doch Neven gilt als einer der klügsten Köpfe unter den Google-Wissenschaftlern, schon lange tief abgetaucht in das seltsame subatomare Reich der Quantenmechanik.[10]

Warum hält es der Autor für geboten, seine beiden Sätze mit einen »Doch« zu verbinden? Hier zeigt sich eine charakteristische Dissonanz, die zum Schönheitsideal erhoben wird: Die Leute vom Silicon Valley sind fachlich exzellent, arbeiten an der Erlösung der Menschheit, und *doch* kleiden sie sich nicht wie die maßgeblichen Entscheidungsträger anderer Wirtschaftsbereiche und früherer Generationen. Die ästhetische Disharmonie – jedenfalls nach üblichen Maßstäben – symbolisiert das Neue und wird zum Wohlklang – »so attraktiv wie kompetent«.

Und wer konventionell aussieht, hat es schwer an den Orten der technischen Weltveränderung. Das gilt im Silicon Valley auch schon mal als Grund für eine gewisse Entfremdung gegenüber dem Präsidenten. »Donald Trump hingegen hat bisher nur wenige Bewohner des Silicon Valley begeistert. Das mag mit einer stilistischen Diskrepanz zu tun haben, mit einer Diskrepanz zwischen der schweren Haarmähne unseres Präsidenten und der Tendenz des Silicon Valley zum Jeans und sogar Hoodies tragenden Understatement.«[11] Es ist – so Gumbrecht – nicht die Wissenschaftsfeindlichkeit des US-Präsidenten oder sein höchst zweifelhaftes Verhältnis zu Fakten, nein, seine Haartracht macht ihn ungeeignet für das Valley.

Die Weltveränderungen durch neue Technologien werden zudem von Menschen betrieben, die unerwartet jugendlich aussehen. Sie sind noch so jung, oder sehen zumindest so aus, und schon bewerkstelligen sie einen gewaltigen Sprung in der Geschichte der Menschheit. So Marissa Mayer, eine der führenden Google-Mitarbeiterinnen: »Und so jung sah Marissa Mayer aus, so dezent war sie in Türkis und Blau angezogen, dass es niemanden gewundert hätte, wenn man sie als die Vertreterin unserer Undergraduate Students vorgestellt hätte.«[12] Auch deutsche Forscher kommen in den Genuss einer solchen Beschreibung, so Michael Baumann, Leiter des Deutschen Krebsforschungszentrums: »Baumann spricht mit Bedacht, analytisch, nüchtern. Er ist Mitte 50, wirkt aber jünger, er trägt einen dunklen Anzug ohne Krawatte und eine Apple Watch am Arm.«[13]

Das Alter hat es schwer, bei den Helden voranzuschreiten. Während sich die beschleunigten Veränderungen des modernen, technologisch geprägten Lebensstils allerorten aufdrängen, gehen die Alterungsvorgänge bei den Helden des Valleys nicht ganz so schnell voran, sondern »langsam«: »Alexander Karp, der Mitgründer von Palantir, hager und scheu, die schwarzen Locken gehen langsam in Grau über.«[14] Man darf von den Machern des Fortschritts erwarten, dass sie schon einmal persönlich demonstrieren, was ihre Erfindungen für alle bereithalten werden: langsames Altern.

Nicht nur, dass sich die Alterungsgeschwindigkeit der Protagonisten auffallend zurückhält, nein, sie selbst tragen zur Divergenz von Lebensalter und Bedeutung für die Weltzeit bei, indem sie bei jugendlichem Äußeren ihre Schulabschlüsse besonders zügig absolvieren – und zudem stets lächeln. So Jessica Mega, Chefmedizinerin von Verily: »Eine Überfliegerin, natürlich. Und äußerst freundlich, sie lächelt fast ununterbrochen, während sie über die Pläne von Verily spricht.«[15] Wenn man seine Ausbildung besonders schnell absolviert und dann auch noch langsam altert, dann bleibt mehr Lebenszeit, um an der neuen Zeitrechnung zu arbeiten. Auch das erhöht die Chancen, die eigene Lebenszeit mit einem neuen Abschnitt in der Weltzeit zu synchronisieren.

Und nicht zu vergessen: Ästhetisches *understatement* ist angesagt. Die Erfolgreichen sind allesamt Millionäre, ab einer bestimmten Stufe der Teilhaberschaft an den erfolgreichen Unternehmen sind sie Milliardäre. Geld spielt zwar eine große Rolle bei der Finanzierung der Start-ups, nicht jedoch beim täglichen Auskommen der Beteiligten. Sie besitzen genug, um sich postmateriell zu geben. Zwar gibt es auch im Silicon Valley Armut, aber nicht bei den erfolgreichen Beschleunigern der Geschichte. Die Reichen protzen nicht, stattdessen sieht man auch schon mal »Milliardäre in Badelatschen«[16]. Mark

Zuckerberg könnte in einem Palast wohnen, die teuersten Anzüge tragen, sich mit Gold behängen und allmorgendlich für jeden sichtbar im Rolls-Royce zur Arbeit bringen lassen. Tut er aber nicht. Obwohl es nur einen geringfügigen Teil seines Vermögens kosten würde. Man entdeckt ihn stattdessen nicht selten in T-Shirt oder Hoodie bei der Arbeit. Legendär ist mittlerweile die minimalistische Uniform von Steve Jobs in seinen späteren Jahren: Turnschuhe, Jeans und schwarzer Rollkragenpullover.

Die Ikonographie der Erlöser

Warum sind die Lobpreisungen eines vermeintlich rationalitätsgetriebenen Unterfangens durchsetzt mit ästhetischen Zuschreibungen an die Hauptdarsteller? Warum wird der wissenschaftliche Fortschritt mit einer Ikonographie garniert? Wenn wir wirklich am Ende der Vorgeschichte der Menschheit mit Krebsleiden, 80 Jahren Lebenserwartung oder Krankheiten überhaupt stehen, ist diese Nachricht doch an sich schon überwältigend genug. Es müsste doch ausreichen, die nun unmittelbar bevorstehende, glorreiche Zukunft zu verkünden. Die äußere Erscheinung der Protagonisten wäre dabei doch vollständig irrelevant. Doch das ist nicht der Fall: Die Erzählungen zur Zukunft werden an eine ganz bestimmte Erscheinung der Beteiligten gebunden, der Fortschritt wird personifiziert. Aber warum muss der »Weltgeist«, der die Welt verändert, auch noch ganz bestimmte Klamotten tragen und möglichst nicht übergewichtig sein? Das Einstreuen ästhetischer Elemente in die Zukunftsgeschichten entlarvt, dass es ihnen um mehr geht als nur um wissenschaftliche Innovationen.

Die Helden werden als sportlich, schlank, von jugendlicher Erscheinung, individualistisch und mit gewisser Distanz zum ästhetisch Üblichen beschrieben, weil man ihnen die kommende Erlösung schon ansehen soll. Sie opfern sich nicht für die Zukunft, sondern blühen bereits in ihrer Arbeit für die Zukunft auf und zeigen, wie die Zukunft sein wird. Überdies wiederholt sich bei der Gestaltung des eigenen Körpers das Motiv, das die Gestaltung der Zukunft prägt: Es ist alles eine Frage der Anstrengung. Die Helden beweisen an ihren Körpern, was auch in ihrer Arbeit gelten soll: Wenn man nur fokussiert genug lebt, sich anstrengt und seine Ziele mit Entschiedenheit verfolgt, dann kann man auch so lästige Unschönheiten wie Übergewicht oder Unsportlichkeit mit Leichtigkeit vermeiden.

Die Harmonie zwischen der angekündigten Zukunft und dem Äußeren der Personen, die sie gestalten, möge die Überzeugungskraft der Ankündigungen bestärken. Wenn man sie sieht, ist Zweifel an einer besseren Zukunft ausgeschlossen. Ihr Weg ist der richtige. Ihr fröhlicher Zukunftsoptimismus, ihr »Zukunftsmodus«[17] prägt das Tagesgeschäft auf das Angenehmste. Die Ikonographie der Vorreiter soll auch die letzten Zweifel an den optimistischen Geschichten zur Zukunft zerstreuen und die Richtigkeit ihres Tuns untermauern: Es ist unkonventionell, freiwillig, individuell, nur aus sich heraus, postmateriell. Trotz 80 bis 100 Stunden Arbeit pro Woche sind die Helden des medizinischen Fortschritts in den Beschreibungen glücklich, mit sich im Reinen, arbeiten allesamt frohgemut, freiwillig und sind dabei auch noch kerngesund und topfit. Die Visionäre, die Sehenden, sehen auch noch gut aus. Die Guten sind auch die Schönen. Das antike Ideal von den geistig und körperlich Vortrefflichen feiert seine Wiedergeburt im Silicon Valley. In dieser Hinsicht darf Ungläubigkeit gar nicht erst aufkommen. Aber wenn eines der bedeutendsten Unterfangen moderner Wissenschaft – die angebliche Befreiung von Krankheiten und begrenzter Lebenserwartung – der Wiedergeburt eines antiken Ideals zur Unterstützung bedarf, dann sollte man skeptisch werden.

10.

»Mr. Nixon: Sie können Krebs heilen.«

Erzählungen von der Zukunft der Medizin, die Segmentierungen der Zeit, Grenzauflösungen und Erlösung versprechen, finden sich nicht erst, seitdem sich Digitalisierung, künstliche Intelligenz und Genetik anschicken, die Medizin zu neuen Ufern zu treiben. Im Gegenteil: Auch bei anderen ambitionierten Vorhaben in der Medizin lassen sich diese Erzählungen finden – sie werden wohl gern genutzt, und zwar unabhängig von neuen Technologien. Ein markantes historisches Beispiel lässt sich seit längerem bei einer der gefährlichsten Krankheiten des Menschen beobachten, dem Krebs. Dessen medizinische Bekämpfung firmiert seit den 1970er Jahren auch unter dem Begriff *war on cancer*. Seither kursieren Hoffnungen auf baldige Erlösung von dieser Menschheitsgeißel – und alle bislang aufgezeigten Elemente der Zukunftsphantasien lassen sich in diesem Krieg entdecken.

Im Deutschen nutzt man übrigens nur selten die Metapher »Krieg gegen den Krebs«, sondern zitiert zumeist das englische Original. Interessanterweise scheint vor allem der Krebs einer kriegerischen Anstrengung würdig. Anderen Krankheiten wird – wenn überhaupt – nur selten der Krieg erklärt. Begriffe wie »war on dementia«, »war on stroke«, »war on diabetes« finden sich deutlich weniger in der Literatur.[1] Mukherjee nennt Krebs im Titel seines Buches den »König aller

Krankheiten«[2]. Offenbar eignen sich Monarchen bevorzugt als Adressaten einer Kriegserklärung.

Was hat es mit dem *war on cancer* auf sich? Als dessen Beginn gilt der National Cancer Act von US-Präsident Richard Nixon im Jahre 1971.[3] Maßgeblichen Einfluss auf dieses Gesetz hatte die Kampagne einer Wohltätigkeitsorganisation, die den Präsidenten in einer berühmten Zeitungsannonce direkt dazu aufrief, den Krebs zu besiegen. Die Anzeige attestierte dem Präsidenten dazu auch gleich die persönliche Fähigkeit: »Mr. Nixon: Sie können Krebs heilen.« Weiter lautete es in der Anzeige: »Unsere besten Krebsforscher haben keinen Zweifel daran, dass die endgültige Antwort auf Krebs gefunden werden kann.«[4]

Die Kampagne wollte demnach die Krebstherapien nicht einfach nur verbessern, sondern gleich die endgültige Antwort finden, die Heilung. Sie argumentierte dazu mit einem ganz bestimmten Zukunftsnarrativ: Sie versprach etwas, das abgeschlossen werden kann. Die Zukunft würde ganz anders sein als die Gegenwart. Nicht zuletzt sei die Zeit bis dahin denkbar kurz, wenn man nur mutig genug sei: »Warum versuchen wir nicht, den Krebs bis zu Amerikas 200. Geburtstag zu besiegen? Was wäre das für ein Festtag!«[5] Zur Erinnerung: Die USA wurden am 4. Juli 1776 gegründet, der Krebs hätte demnach innerhalb von sieben Jahren, also bis 1976 besiegt werden sollen.

Man führe sich die zeitliche Argumentation der Anzeige einmal vor Augen! Gibt es irgendeinen Sachzusammenhang zwischen dem runden Geburtstag einer Nation und einem »Sieg« über eine der schwerwiegendsten Krankheiten der Menschheit? Wohl kaum. Warum auch sollte gerade am Geburtstag einer Nation, ein durch zahllose politische Zufälle und Ereignisse bestimmter Tag, eine Krankheit endgültig besiegt sein? Warum aber werden beide völlig unverbundenen Vorhaben zeitlich miteinander liiert? Es geht offensichtlich um symbolische Zeitverknüpfungen und um Synchronisierung. Ein Geburtstag einer Nation – nein, nicht irgendeiner Nation: der größten Nation auf Erden – soll mit dem Sieg über eine Krankheit synchronisiert werden. Welch fabelhaftes Timing, Geburtstag und Sieg ließen sich zugleich feiern! Und so wie es gelungen ist, die Nation zu gründen und ihre Vorgeschichte abzuschließen, so soll es dem Krebs ergehen. Die Vorgeschichte der Menschheit mit Krebs soll am Geburtstag der Nation ihr Ende finden und der Zukunft eine neue Qualität beschieden sein. Darum betreibt man Wissenschaft! Die Botschaft ist deutlich: Die Bekämpfung des Krebses ist abschließbar. Sie kommt »zu einem Ende«.

Interessanterweise nahm Präsident Nixon die zeitliche Argumentationsfigur der berühmten Anzeige in seiner Rede zur Lage der Nation von 1971 auf und stellte Bezüge zu anderen Beispielen her. Zwar verzichtete er auf den Begriff *war on cancer*, schließlich gab es zu der Zeit ja auch noch den Kalten Krieg und den verlustreichen Vietnamkrieg.[6] Auch verzichtete er auf ein konkretes Datum, wann der Krebs besiegt sein sollte. Aber er verknüpfte den *war on cancer* mit anderen erfolgreich abgeschlossenen, nationalen Projekten:

> Ich werde auch die Bereitstellung von zusätzlich 100 Millionen Dollar für den Start einer intensiven Kampagne vorschlagen, um eine Heilung von Krebs zu finden, und ich werde später alle zusätzlichen Mittel beantragen, die effek-

> tiv genutzt werden können. In Amerika ist die Zeit gekommen, mit den gleichen vereinten Anstrengungen, die zur Spaltung des Atoms und zur Landung von Menschen auf dem Mond geführt haben, diese gefürchtete Krankheit zu besiegen. Lasst es uns zu einer totalen nationalen Verpflichtung machen, dieses Ziel zu erreichen.[7]

Man muss bei der Analogie zur Atombombe und zur Mondlandung daran erinnern, dass beide ihr Ziel in kurzer Zeit erreicht hatten. Die Atombombe wurde innerhalb weniger Jahre nach der ersten Kernspaltung von 1938 entwickelt. Die NASA, 1958 gegründet, brachte elf Jahre später einen Menschen auf den Mond. Mit diesen Hinweisen auf die amerikanische Geschichte eröffnet Nixon Zeiträume, die durchaus in eine Lebensspanne passen. Als Forscher durfte man sich berechtigte Hoffnungen machen, noch zu Lebzeiten den Krebs zu besiegen. Lebenszeit eines Forschers und eine Epoche der Medizin vereinen sich zumindest für dieses Projekt.

Richard Nixon stand und steht nicht allein. Die Anknüpfung an nationale Großereignisse ist im *war on cancer* ohnehin beliebt. Und nicht nur das: In der onkologischen Zeitschrift *Neoplasia* finden sich auch schon mal Anspielungen an berühmte Worte von Neil Armstrong, um sie dann gleich zu steigern. Armstrong hatte bei der Mondladung gesagt: »Dies ist ein kleiner Schritt für einen Menschen, aber ein gewaltiger Sprung für die Menschheit« (»That's one small step for a man, one giant leap for mankind.«) Dem wissenschaftlichen Fachorgan ist das nicht weltbewegend genug. Es macht daraus kurzerhand Folgendes: »Jede Publikation in Neoplasia repräsentiert einen kleinen Schritt im Krieg gegen den Krebs hin zu dem finalen gewaltigen Sprung [final giant leap].«[8] Die Krebsforscher überbieten das historische Vorbild. Aus Armstrongs »giant leap« wird der »final giant leap«. Anders als in der Menschheitsgeschichte geht man in der Krebsforschung davon aus, dass sie zu einem Ende kommt, vor allem in dem Fachjournal, das sich nicht scheut, diese kühnen Worte zu verkünden.

Der *war on cancer:* ein Gebot

Die militärische Rhetorik des *war on cancer* wird gelegentlich variiert, gerne auch gesteigert. So nannte man das Projekt auch schon mal »Kreuzzug«[9]. Zudem finden sich immer mal wieder Vorschläge, »wie der Kampf gewendet werden kann«[10], oder man steigert sich zu »brutalen Krieg«[11] oder gar »all-out war on cancer«[12]. Auf die wörtliche Übersetzung von »all-out war«, nämlich »totaler Krieg«, verzichtet man weitestgehend.[13] In Deutschland weiß man, wie so etwas endet.

Die Militarisierung der Krebsmedizin hat weitreichende Folgen. Zunächst einmal macht sie das Handeln alternativlos. Zwar geht man bei einem Krieg nicht wie beim naiven Wissenschaftsoptimismus davon aus, dass die Geschichte durch Gesetze festgelegt ist, denen man nur zu folgen habe. Aber weil Krieg eine außergewöhnliche Situation und letztlich eine Antwort auf ernsthafte Bedrohung darstellt, zumindest der *war on cancer*, sind die angemessenen Handlungen im Grunde auch hier vorgegeben: Man kann eigentlich nur alle Energie bündeln, um den Krieg zu gewinnen. Der Krieg wird zu einem Gebot. Alles andere wäre nicht nur unklug, sondern feige, Fahnenflucht! Ansonsten steigt die sowieso schon zu hohe Zahl der Toten.

Überdies bedingt der zum Greifen nahe Sieg eine unausweichliche Selbstverpflichtung: Nach der – maßlos übertriebenen – Vorhersage, den Krieg in wenigen Jahren zu gewinnen, kann man sich eigentlich nicht mehr drücken vor der Kriegsteilnahme, denn »der Durchbruch scheint nur eine Frage der Zeit zu sein«[14]. Und wer will da so kurz vor dem Ziel kneifen? Zudem steht beim *war on cancer* – zumindest in den frühen Jahren – auch nur der Sieg zur Diskussion. Ein Waffenstillstand als Ergebnis des Krieges ist nicht vorgesehen. Frieden gibt es nur, wenn der Feind vernichtet ist. Nicht zuletzt schweißt die Kriegsmetaphorik eine Gruppe zusammen, entweder alle gewinnen oder alle verlieren.

Darüber hinaus findet sich beim *war on cancer* stets die Verbindung zwischen Wissen und Handeln: Wenn man nur die molekularen Grundlagen der Krebsentstehung kennt, also das Wissen um diese Krankheit vermehrt, folgt eine Therapie auf dem Fuße. Weil man alles wissenschaftlich erkunden und berechnen kann, wird man es auch beherrschen können. Doch diese Annahme verfehlt die komplexen Verhältnisse in der Medizin. Der Weg vom Labor zum Krankenbett ist auch in der Krebsmedizin ein langer – und wird auch dort gerne übersehen.

Der *war on cancer* und die dreigeteilte Zeit: vor, während und nach dem Krieg

Mit der Kriegsrhetorik gehen mehrere zeitliche Vorstellungen einher: Zunächst einmal segmentiert der *war on cancer* die Zeit. Es gibt eine Zeit vor dem Krieg bis zur Kriegserklärung, eine Zeit während des Krieges und eine nach dem Sieg. Letztlich ist die Erlösung vom Krebs machbar, die Geschichte ist finalisierbar, in dem der Krieg gewonnen und der Krebs verschwinden wird. Das Finale, der *final giant leap*, ist zudem absehbar. Es ist eigentlich zum Greifen nahe (in sieben Jahren, so die Kampagne), nur eine Frage des Willens, des Geldes und der gezielten wissenschaftlichen Anstrengung und der Organisation. Mukherjee spricht deshalb auch von einem »ungeduldigen Krieg«[15] gegen den Krebs.

Diese zeitliche Segmentierung hat zahlreiche Konsequenzen: Sie alarmiert, beschleunigt, emotionalisiert die Gegenwart und verdichtet die Bemühungen. Und sie führt zu fragwürdigen Entscheidungen. Die Rede vom *war on cancer* und die Finalisierbarkeit des Kampfes erweisen sich als Terminvorgabe mit weitreichenden Auswirkungen auf das Zeitverständnis und die Bedeutung der Zukunft. Dieser Krieg wird die Zukunft einteilen, denn man beginnt einen Krieg nicht mit der Annahme, es werde ein unendlicher sein. Stattdessen geht man von einer begrenzten Zeit aus, in der kriegerische Anstrengungen geboten sind, und einem neuen Zeitabschnitt nach dem Sieg. Insofern unterteilt die Kriegsmetaphorik unweigerlich die Zukunft. Hat man ein neues Segment erreicht, kommt etwas zu Ende in der Wissenschaft, das – so behaupten zumindest andere – eigentlich nie zu Ende kommt. Man steht nicht vor einer offenen Zukunft, sondern in der Erwartung einer segmentierten und erfolgreichen Zukunft, und ist zudem in der Pflicht, alle Kräfte darauf zu bündeln, dass es schnell ein Sieg werde.

Das hat allerdings einen großen Vorteil: Es ist nicht auszuschließen, dass die neue Stufe in der Zeit noch während der eigenen Lebenszeit erreicht sein wird. Und je erfolgreicher man ist, umso höher ist die Wahrscheinlichkeit. Einmal mehr zeigt sich ein bekanntes Motiv: Die Finalisierbarkeit des Krieges kann die Spannung zwischen begrenzter Lebenszeit und Weltzeit reduzieren. Auf die Frage, warum man als Wissenschaftler arbeitet, ließe sich antworten: um den *final giant leap* voranzutreiben und dann beim *final giant leap* dabei zu sein, zumindest gegen den Krebs.

War on cancer: Alles eine Frage der Anstrengung

Auch die Überzeugung, dass sich Anstrengung und Erreichbarkeit proportional zueinander verhalten, findet sich beim *war on cancer*. Der werde gelingen – so stets prognostiziert –, wenn man sich anstrengt; eine »totale nationale Verpflichtung« hatte Richard Nixon in seiner Rede zur Lage der Nation verkündet. Oder, wie es 2003 der Leiter des US-amerikanischen National Cancer Institute, Andrew C. von Eschenbach, sagte: »Wir können das Ziel für 2015 erreichen, wenn wir danach greifen.«[16] In einer bemerkenswerten Anhörung im Jahre 2005 vor dem Unterausschuss des Committee on Appropriations des US-Senats demonstrierte von Eschenbach zudem seine Überzeugung, dass sich Geld und Zeit bis zum endgültigen Sieg in der Krebsbekämpfung umgekehrt proportional zueinander verhalten. Er wurde vom Senator Arlen Specter gefragt, wie viel Geld er brauche, um das Datum, an dem niemand mehr an Krebs leidet und stirbt, von 2015 auf 2010 vorzuziehen. 600 Millionen Dollar jährlich extra, so lautete von Eschenbachs Antwort, und man könne das Datum vorverlegen.[17] Es sei ergänzt, dass der fragende Senator 2012 an Krebs verstorben ist.[18]

Die vermeintliche Verbindung von Anstrengung und Erfolg hat auch die bekannten Folgen. Sie moralisieren den Ausgang des Krieges. Sofern man nicht alle Kräfte gebündelt hat, sein Äußerstes gegeben hat, hätte man moralisch versagt. Wenn man den Sieg ankündigt und ihn mit der Bündelung und Verstärkung von Anstrengungen verknüpft, dann beruht die Niederlage nicht etwa auf der Übermacht des Feindes oder auf fehlendem Kriegsglück, sondern auf einer falschen moralischen Einstellung und mangelnder Entschiedenheit. Auch die Prognostizierenden sind einmal mehr entschuldigt: Tritt der versprochene Sieg nicht ein, lag es eben nicht an unseriösen Versprechen, sondern an fehlender Entschlossenheit, an moralischem Versagen.

Nach dem nicht eingelösten Versprechen kommt ein neues Versprechen

Der *war on cancer*, mindestens seit 1971 im Gange, ist sehr teuer, aber nur bedingt erfolgreich gewesen. Er hat bislang sehr viel Geld gekostet, mindestens einen guten dreistelligen

Milliardenbetrag in Dollar.[19] Alsbald war jedoch abzusehen, dass der Krieg nicht innerhalb von sieben Jahren oder ähnlich kurzen Zeiträumen ein siegreiches Ende finden würde. Davon ist auch derzeit nichts zu sehen, wenngleich neue Therapieansätze hinzugekommen sind. Auch knapp 50 Jahre nach Verkündung des Kriegs gegen den Krebs, gehört dieser zu den häufigsten Todesursachen. Zudem zeigt der *war on cancer*, wie unrealistisch die Prognosen waren, mit denen man für das Programm geworben hat. Im Jahre 2014 war die Zahl der Krebstoten in Deutschland noch einmal gestiegen, von 210000 im Jahre 1994 auf 220000. Dies lag auch an der demographischen Entwicklung: Ältere Menschen haben ein höheres Risiko, an Krebs zu erkranken. Altersstandardisiert ist ein Rückgang von Krebs zu verzeichnen (23,2 Prozent), der jedoch geringer war als der Rückgang der Gesamtsterberate (32,1 Prozent) oder der Rückgang bei den Herz-Kreislauf-Erkrankungen (47,9 Prozent). Interessanterweise ist der altersadjustierte Rückgang vor allem besserer Hygiene, den Lebensumständen und vermindertem Rauchen geschuldet. Das bedeutet für Deutschland, und ähnlich dürfte es in anderen Industrienationen sein: Krebs ist weiterhin eine Volkskrankheit, Tendenz steigend, und die quantitativ größten Fortschritte sind eben nicht der Erfindung von neuen Therapien, sondern der Prävention zuzuschreiben, vor allem dem Verzicht auf das Rauchen.[20] Alle Siegesversprechungen waren unseriös und haben sich bisher als falsch herausgestellt. Keine Terminvorgabe wurde eingehalten. Die Segmentierung der Zeit (vor dem Krieg, Kriegsbeginn, Kriegsende durch Sieg) gelang beim *war on cancer* bisher nicht.

Interessanterweise funktioniert die Metaphorik des Krieges auch dann noch, wenn die terminlichen Versprechungen längst abgelaufen sind und der Sieg keineswegs in Sicht ist. Die Terminvorgaben werden einfach immer wieder erneuert. Aus den gescheiterten Prognosen wird keineswegs die Konsequenz gezogen, von weiteren exakten Prognosen abzusehen. Andrew C. von Eschenbach veränderte die Zielvorgabe nur etwas, indem er einen Sieg für 2015 ohne Austilgung des Feindes in Aussicht stellte. Der Krebs sollte bis dahin nicht vernichtet, sondern zu einer »handhabbaren Krankheit«[21] werden, »wie chronische, behandelbare Krankheiten, wie etwa Diabetes oder Herzkrankheiten«[22]. Wenn dies erreicht sei, sei der Feind zwar nicht eliminiert, aber: »Niemand in diesem Land wird an Krebs leiden und sterben, wenn wir dieses Ziel erreichen«[23]. Man muss sich einmal die verquere Argumentation vor Augen führen: Krebs soll wie Diabetes oder Herzkrankheiten »handhabbar« werden, und dann soll niemand mehr daran leiden oder sterben. Man mag die beiden Krankheiten, Diabetes und Herzkrankheiten, als »handhabbar« bezeichnen, doch sie gehören zu den häufigsten Todesursachen überhaupt. Wie kann der Vergleich mit den beiden Krankheiten zu der Hoffnung Anlass geben, niemand werde im Jahr 2015 an Krebs leiden oder sterben, wo doch sehr viele Menschen an Diabetes und Herzkrankheiten leiden und sterben? Und wie sah es 2015 tatsächlich aus? Die American Cancer Society rechnete zu Beginn des Jahres 2015 mit 1 658 370 neuen Fällen von Krebs und 589 430 Sterbefällen im laufenden Jahr.[24] Krebs war die zweithäufigste Todesursache nach den Herz-Kreislauf-Erkrankungen.

Wie absurd, unbegründet und verharmlosend die Zielvorgabe des obersten Krebsforschers in den USA auch gewesen sein mag, offensichtlich kann man zeitliche Zielvorgaben stets wiederholen. Auch nach immer wieder geplatzten Versprechungen sind weitere zeitliche Festlegungen gern gehört, mögen sie noch so widersprüchlich sein. Hauptsache, sie verkünden etwas Optimistisches. Die Krebsforscherin Jasmin Fischer bestätigte 2018 noch einmal die Prognose, dass in Kürze niemand mehr an Krebs leiden wird:

> »Wenn wir den Krebs kontrollieren und regulieren können, dann wird er wie jede andere chronische Krankheit, das Problem ist gelöst«, sagt Jasmin Fischer, Professorin im englischen Cambridge, die eng mit Microsoft zusammenarbeitet. Wann soll es so weit sein? »Ich denke, für einige Krebsformen in fünf Jahren, aber sicher innerhalb einer Dekade. Dann werden wir wahrscheinlich ein Jahrhundert ohne Krebs haben.«[25]

Interessant ist auch hier die neue Gleichsetzung, die einer späteren Phase des *war on cancer* zuzuschreiben ist: Krebs wird wie jede andere chronische Krankheit, und damit ist »das Problem« gelöst. Als ob chronische Krankheiten kein Problem darstellten. Im Gegenteil, für die Lebensverhältnisse der Betroffenen sind chronische Krankheiten, auch wenn sie nicht unmittelbar tödlich sind, häufig ein großes Problem. Außerdem: Was heißt es, ein Jahrhundert *ohne* Krebs zu haben, wenn man den Krebs zur chronischen Krankheit macht? Gerade für chronische Krankheiten gilt, dass sie eben chronisch sind. Also dann doch kein Jahrhundert ohne Krebs?

Auch Jahre nach den verstrichenen Terminvorgaben setzt man weiterhin nur auf Sieg und verspricht ihn, wenn man nur die richtigen Anstrengungen vornimmt. Im Jahre 2016 hat das National Cancer Institute dann auch eine neue Initiative beschlossen, den Cancer Moonshot, und hat sich den Begriff auch gleich als *service mark* schützen lassen. Zuvor hatte Barack Obama in seiner Rede zur Lage der Nation 2016 den Begriff »moonshot« in Bezug auf Krebs aufgenommen und gefordert: »Lasst uns [US-]Amerika zu dem Land machen, das den Krebs ein für alle Mal heilt.«[26] Damit nehmen der Präsident und das National Cancer Institute eine Verbindung wieder auf, die am Anfang des *war on cancer* stand: eine Parallele zu dem Versprechen von Präsident Kennedy, in weniger als zehn Jahren auf dem Mond zu landen. Eine firmengestützte US-amerikanische Initiative National Immunotherapy Coalition (NIC) hat im gleichen Jahr ein Programm namens Cancer Breakthroughs 2020 gegründet.

Auch in der Bundesrepublik lässt sich in den höchsten politischen Kreisen ein Überbietungswettbewerb um die mutigsten Prognosen beobachten. Im Zusammenhang mit der nationalen Dekade gegen den Krebs geht Bundesgesundheitsminister Jens Spahn davon aus, dass man Krebs innerhalb von zehn bis 20 Jahren besiegen kann.[27] Das wiederum reicht dem ehemaligen Spitzenkandidaten der Europäischen Volksparteien für das Europaparlament, Manfred Weber, nicht und er setzt noch einen drauf: »Nur gemeinsam haben wir eine Chance, Krebs in fünf bis zehn Jahren zu besiegen.«[28]

Auch der europäische Spitzenkandidat musste seinerseits alsbald feststellen, dass er mit seiner Prognose doch wohl zu verhalten war: Im Januar 2019 versprachen israelische Wissenschaftler, in einem Jahr, also 2020, Krebs »vollständig« behandeln zu können: »›Wir glauben, dass wir in einem Jahr eine vollständige Therapiemöglichkeit für Krebs anbieten können‹, sagte Dan Aridor, aufgrund einer neuen Therapie, die seine Firma entwickelt.«[29] Interessanterweise heißt die Firma dann auch gleich »Accelerated Evolution Biotechnology«.

Kurzum: Der so häufig versprochene und längst überfällige Sieg im *war on cancer* wird allerorten erneut verkündet. Wer trotzdem noch Zweifel am *war on cancer* hegt, muss nicht unbedingt auf einen Krieg verzichten, sondern empfiehlt: »Rethinking the war on cancer.«[30] Es darf also durchaus beim Krieg bleiben, allenfalls soll er überdacht werden. Auch die militärische Semantik ist weiterhin beliebt, die Zeitung *The Economist* veranstaltet seit 2016 eine jährliche *war on cancer*-Konferenz.[31]

All diese Vorstellungen vom Verlauf und von der Strukturierung der Zukunft sind immer nur mögliche Vorstellungen, wie eine Aufgabe gelöst werden soll. Zukunftsmodelle stellen immer eine Auswahl dar, so auch der *war on cancer*. Man muss in diesem Zusammenhang daran erinnern, dass es keinen zwingenden Grund gibt, bei Forschungsvorhaben eine Erfolgsgarantie zu einem präzisen Zeitpunkt abzugeben. Wenn es sich wirklich um Forschung handelt, also wirklich neues wissenschaftliches Wissen und neue effektive Handlungen gefunden werden sollen, dann kann man Erfolge ohnehin nicht garantieren. Man hätte genauso gut schlicht sagen können, man verstärkt die Anstrengungen in der Krebsforschung, wartet, welche Erfolge sich einstellen, und reagiert dann erneut. Segmentierungen der Zukunft und Finalisierungsphantasien bedarf es dazu ebenso wenig wie einer martialischen Kriegsmetaphorik.

Warum aber werden immer wieder fixe Punkte in der Zukunft angegeben? Die Segmentierung der Zukunft mit Erlösungszeitpunkten ist offensichtlich besser zu ertragen als eine Aussage, man verstärke die Anstrengungen zur Krebsforschung und sei gespannt auf die Ergebnisse. Den nüchternen, gleichwohl seriösen Auskünften mangelt es an Erlösungsgehalt.

Warum bleibt der Sieg aus?

Interessant sind auch die nachgeschobenen Gründe, warum der *war on cancer* bisher nicht gewonnen wurde, ja vielleicht auch gar nicht gewonnen werden kann. Es liegt an einem ganz spezifischen Verhalten der Zellen, wie einige Kommentatoren feststellen. Die Zellen teilen sich ständig, und zudem gilt: »Dieser Killer hat die wirklich frappierende Fähigkeit, seine Identität zu ändern.«[32]

Die Zellen – so wird ihnen unterstellt – besitzen ein anderes Verhältnis zur Zeit, eine andere, unsegmentierte Zeitlichkeit als der *war on cancer*. Sie kennen weder Krieg noch Frieden, weder Beginn noch Ende einer neuen Zeit, keine besondere, zeitgedrängte Anstrengung, keinen *final giant leap*, sondern nur die stete Teilung, das stete Werden durch Teilen. Sie pflegen die ewige Wiederkehr des Gleichen und verändern sich dabei auch noch hemmungslos und unkontrolliert. Die in den Raum gestellte Entschuldigung, warum der Sieg im *war on cancer* ausbleibt, verweist somit auf das Zeitverhalten: Der ewige, ununterbrochene Fluss der Natur verbunden mit seiner anarchischen Tendenz, sich unkontrolliert zu teilen und dabei die genetische Ausstattung, die »Identität« zu verändern, verhindert die eschatologische Zeitsegmentierung, die mit dem *war on cancer* angestrebt wird. Immer wenn das Kriegsziel erreicht werden sollte, teilen sich die Zellen einfach weiter, und das hat jede Erlösung, jedes Eintreten in ein neues Zeitsegment bisher verhindert.

Diese Auskunft zum bisherigen Scheitern des *war on cancer* beruft sich immerhin auf wissenschaftlich ermittelte, biologische Eigenschaften. Es gibt freilich auch andere Erklärungen: »Das macht den Krebs so komplex, so gefährlich, so mystisch, dass es unwahrscheinlich scheint, ihn jemals auszurotten.«[33] Michael Shapiro, ein Journalist, steigert das und spricht gleich von »dem dunklen Mysterium, warum bestimmte Zellen die Macht entwickeln, einen Körper von innen heraus zu zerstören«[34]. Hier nun wird das Eingeständnis, den *war on cancer* niemals zu gewinnen, mit der mystischen Eigenschaft des Krebses begründet – weshalb er auch so gefährlich ist. Das ist aber nun genau eine Vokabel, die man ansonsten überhaupt nicht in der Beschleunigungsgeschichte des Silicon Valley oder der modernen Wissenschaften hört. Alles dort ist höchst rational, erfolgreich, dynamisch, wissenschaftlich. Nur der nicht zu besiegende Feind wird auf einmal mystisch. Wenn man etwas mit rationalen Mitteln und erheblicher Anstrengung nicht besiegen kann, dann muss es mystisch sein. Dabei gehört es zu den Grundeinsichten des Menschen, dass ihm viele Vorhaben auch bei höchster Anstrengung nicht gelingen, ohne dass ein Mysterium im Spiel sein muss.

War on cancer: Der eigene Tod als Versagen

Die Metapher vom *war on cancer* beeinflusst nicht nur das Verhalten einer Gesellschaft, der politisch Verantwortlichen, der *scientific community* und die Verteilung von Forschungsgeldern, sondern auch einzelne Patienten. Nicht nur die Krebsforschung gilt als Krieg, sondern auch die jeweilige Erkrankung eines Patienten. Mit weitreichenden Konsequenzen: Die Kriegsmetaphorik hat in der Behandlung des Einzelfalls zu Überdiagnostik und Übertherapien geführt, ohne dass es für diese aggressiven Therapien stets wissenschaftliche Beweise gegeben hätte. Gleichzeitig ist der Zugang zu Palliativmedizin, deren Nutzen belegt war, durch die Aggressivität der Metaphorik verhindert worden.[35] Die Kriegsmetaphorik liefert – so Ian Haines, ein australischer Krebsspezialist – ein ganz schlechtes Beispiel »einer angemessenen Nutzung hochwertiger Evidenz für realistische Zielsetzungen und Ressourcenverteilung«[36].

Wenn man den einzelnen Erkrankungsfall zum Krieg erklärt, dann geht damit die Aufforderung zur kriegerischen Anstrengung einher. Das wirkt sich auf die Bewertung aus, wenn der Krieg verlorengeht. Was heißt es dann, sollte ein Patient an Krebs sterben? Waren die Anstrengungen wirklich hoch genug, hätten vermehrte Anstrengungen einen siegreichen Ausgang herbeigeführt? Hat der Patient energisch genug gekämpft – oder versagt? Solche Gedanken können völlig ungerechtfertigte Schuldzuweisungen veranlassen und sich für Patienten als höchst belastend erweisen. Diese Auswirkungen gaben nicht zuletzt dazu Anlass, die Kriegsmetaphorik gegen sich selbst zu wenden: »Wer an Krebs erkrankt, muss kämpfen, und wer verliert, hat nicht genug gekämpft? Was wir wirklich bekämpfen müssen, ist die Kriegsmetaphorik in der Tumortherapie.«[37]

Konsequenzen der Zukunftsvorstellungen: Die normative Kraft des Fiktionalen

Die Euphorie um neue medizinische Vorhaben führt zu Vernachlässigungen. Die Konzentrationen auf bestimmte Stränge der Entwicklung lassen andere Herangehensweisen außer Acht und verhindern Offenheit für verschiedene Perspektiven. Gerade am *war on cancer* lässt sich zeigen, dass Zukunftsvorstellungen auf diese Weise wirkmächtig sind und Entscheidungen steuern, die man kritisch sehen muss. Für die Forschung bedeutete der *war on cancer*, dass sich alle Anstrengungen auf die Erforschung der Vorgänge beim Krebs konzentrieren sollten. Es gab stets einen Streit zwischen den eher klinisch orientierten Wissenschaftlern und den Grundlagenwissenschaftlern, welche Strategie erfolgversprechender ist und wohin das meiste Geld gehen sollte. Doch dessen unbesehen wurden die sozialen und epidemiologischen Aspekte des Krebses eher beiläufig behandelt. Andere Forschungsrichtungen und Therapieansätze wurden durch die Zukunftsaussagen gänzlich überflüssig, verkamen zu allenfalls zeitlich befristeten Provisorien. So die Palliativmedizin. Wenn man in wenigen Jahren den Krebs besiegt haben will, dann soll man gar nicht erst anfangen, sich mit onkologischer Palliativmedizin zu beschäftigen. Denn bis diese Ergebnisse vorweist, ist der Krebs längt verschwunden. Palliativmedizin ist bei derart optimistischen Prognosen zum Sieg über den Krebs eine Notlösung, deren man in Kürze ohnehin nicht mehr bedarf.

Das Beispiel des *war on cancer* verdeutlicht: Es bedarf nicht unbedingt einer vielversprechenden Technologie, um die Zukunft derart rosig auszumalen und einen neuen Abschnitt in der Menschheitsgeschichte zu versprechen. Dass die Erzählungen zum *war on cancer* dieselben Elemente nutzen wie die euphorische Ankündigung der weiteren Genetisierung, künstlicher Intelligenz und Digitalisierung der Medizin, verweist auf Gemeinsamkeiten, die in der Natur des Menschen und seinem Wissen um Zukunft angelegt sind. Durch deren Segmentierung, vereint mit einer Bündelung der Anstrengungen und dem festen Versprechen auf Erfolg, kann man sich die Zukunft erträglicher vorstellen. Die Erlösungsversprechen begrenzen sich nicht auf das 21. Jahrhundert – der *war on cancer* hat früher begonnen.

11.

Wir sollten skeptisch sein

Der Wahrheitsgehalt von Zukunftsaussagen lässt sich erst bemessen, wenn die Zukunft keine Zukunft mehr ist, sondern Gegenwart. Wie aber die Zukunftsaussagen zustande kommen, lässt sich bereits sagen, wenn sie geäußert werden. Dabei fällt vor allem eines auf: Wenn die Wissenschaften ihre Zukunft anpreisen, ignorieren sie ihre Grundtugenden, die da lauten Strenge, Rationalität und Skepsis. Stattdessen feiern sie sich unangemessen und verkünden Durchbrüche und Erfolge, die im Moment der Verkündung gar nicht abgeschätzt werden können oder schlicht illusorisch sind. Beim Werben um finanzielle Mittel und Anerkennung verlautbaren sie Zukunftsaussichten, die sich regelmäßig nicht bestätigen; sie verkünden Gewissheiten, die keine sind. Die Wissenschaften schalten in den Zukunftsmodus unter Verzicht auf ihre genuin wissenschaftlichen Tugenden. Sie werden nicht zum Anwalt des Zweifels, sondern zum Verkäufer ihrer selbst und vermeintlicher Gewissheit.

Einige eklatante Beispiele mögen das untermauern: Die praktischen Konsequenzen des Human Genome Project wurden von führenden Wissenschaftlern drastisch übertrieben, so von dessen Leiter Francis Collins im Jahre 1993: »Dr. Collins sagt vorher, dass innerhalb von zehn Jahren jede Person die Möglichkeiten haben wird, ihre eigenen genetischen Risiken zu kennen, zum Beispiel zu wissen, ob Krebs oder Herzanfälle oder Diabetes oder Alzheimerdemenz in Zukunft zu erwarten sind.«[1] Für die meisten Formen von Krebs und der anderen genannten Krankheiten ist das auch 25 Jahre später nicht der Fall.[2] Die Medizin sollte im Jahr 2015 Gentechnikmedizin sein, das ist aber so nicht eingetroffen.[3] Der *war on cancer* sollte 2015 gewonnen sein, nachdem es 1976, zum 200. Geburtstag der USA, nicht funktioniert hatte. Oder 2010, wenn der US-Senat nur zusätzliches Geld bewilligen würde. Microsoft legt sich auf 2026 fest, dann soll der Krebs besiegt sein.[4] Doch die Realität sieht anders aus: »Tatsächlich gab es in den letzten Jahren über 200-mal den Fall, dass vermeintliche Durchbrüche gegen Krebs versagt haben.«[5]

Nach den Versprechen der »führenden« Neurowissenschaftler sollte sich die Therapie psychischer Störungen bis 2014 »revolutionieren«. Davon ist nichts eingetreten. Vermeintliche Erfolge werden auch bei laufenden Projekten verfrüht abgegeben: »›Die erste Testphase ist positiv verlaufen. IBM Watson funktioniert‹, so Professor Bernd Griewing, Vorstand Medizin der Rhön-Klinikum AG.«[6] Zum 28.2.2019 hat IBM die Anstrengungen bei Watson und der Medizin deutlich zurückgefahren.[7]

Wie bereits erwähnt, versprachen im Januar 2019 israelische Wissenschaftler, 2020 Krebs »vollständig« behandeln zu können. Den Optimismus nahmen die Forscher aus ersten Ergebnissen bei Versuchen im Tiermodell. Jeder Wissenschaftler weiß allerdings, dass sich Ergebnisse aus dem Tiermodell nicht eins zu eins auf den Menschen übertragen lassen und dass die Prüfung am Menschen deutlich länger als ein Jahr dauert. Die Liste der unseriösen Versprechungen ließe sich weiterführen.

Unnötige Präzision: Warum genau im Jahr 2053?

Die Prognosen sind überdies von zuweilen absurder und überflüssiger Präzision: Warum soll »die Aussicht, das Altern zu unterdrücken, [...] nur noch 30 Jahre entfernt«[8] sein? Was gibt Anlass zu dieser Präzision, wenn man bedenkt, wie dynamisch die Forschung sich entwickelt? Die Tageszeitung *Die Welt* weiß im Jahre 2015 zu berichten, dass es 2050 keine angeborenen Leiden mehr geben werde: »Genetiker sind sich sicher.«[9] Wenn man weiß, wie dynamisch und komplex wissenschaftlicher Fortschritt ist, dann kann man sich 35 Jahre zuvor gerade eben nicht sicher sein, dass angeborene Leiden verschwinden werden. Das gilt auch für die Prognosen von Ray Kurzweil, dass der Mensch 2045 unsterblich werde. Oder genauso präzise: der angepriesene vollautomatisierte Roboter-Chirurg im Jahre 2053. Woher wissen die »führenden KI-Forscher«[10] eigentlich so genau, dass er 2053 zur Verfügung stehen wird, und nicht 2052 oder 2054? Wie will man das so genau 35 Jahre im Voraus berechnen? (Wenn der Mensch allerdings schon 2045 unsterblich auf einem Computer repräsentiert ist, würde sich die Erfindung eines vollautomatischen Roboterchirurgen erübrigen. Vielleicht sollte man sich diesbezüglich einmal absprechen.)

2053 scheint überhaupt ein besonderes Jahr zu sein. So geht W. French Anderson davon aus: »Bis 2053 wird es eine Therapie auf genetischer Grundlage für quasi jede Krankheit geben. Krebs, Herzkrankheiten und andere Plagen der modernen Zeit werden erheblich reduziert.«[11] Auch hier die Frage: Woher weiß man das so genau 50 Jahre vorher? Egal, die Bestimmtheit der Zukunft ist offensichtlich hochwillkommen, da entlastend.

Auch die Mitglieder des »Strategiekreises der Nationalen Dekade gegen Krebs«, darunter mehrere hochkarätige Krebsforscher, versteigen sich ungefragt und ohne jede Notwendigkeit auf Prognosen mit einer Präzision (und in zufälligem Einklang mit dem Dezimalsystem), bei denen man sich über die Berechnungsgrundlage nur wundern kann. Sie geben auch keinerlei Gründe für ihr Kalkül an. »Der Anteil der vermeidbaren Krebserkrankungen mit heute etwa 40 Prozent der Gesamtkrebserkrankungen wird alle 10 Jahre um 10 Prozent gesenkt werden, das heißt auf ca. 36 Prozent in 10 Jahren bzw. 32 Prozent in 20 Jahren.«[12] Hier wird noch nicht einmal gesagt, dass man diese Reduktion anstrebt, sondern dass es so sein wird. Zudem ist unklar, was es bedeuten soll, wenn »der Anteil« sinkt: Steigt die Zahl der unvermeidbaren Krebserkrankungen an, oder reduzieren sich die Zahl der vermeidbaren Erkrankungen bei einer konstanten Anzahl von unvermeidbaren Erkrankungen? Das bleibt offen. Der Gefahr, dass diese ziemlich undurchsichtige Prognose sich nicht bestätigen wird, begegnet man sogleich mit einer entlastenden Ergänzung: »Da es jedoch Jahrzehnte dauern kann, bis Krebs entsteht, ist dieser Effekt erstmals 2040 messbar.«[13] Im Jahre 2040 dürfte sich freilich niemand mehr an diese Versprechungen erinnern. Aber was macht es für einen Sinn, eine völlig unbegründete, unklare, aber unnötig präzise Prognose bei einem der kompliziertesten medizinischen Probleme abzugeben, die ohnehin in 20 Jahren niemand überprüfen wird? Zumal der Bundesminister für Gesundheit, Jens Spahn (sein Ministerium ist auch an der Nationalen Dekade beteiligt), davon ausgeht, dass der Krebs in zehn bis 20 Jahren besiegt sein wird.[14] Warum soll man dann durch Prävention den Anteil der vermeidbaren Erkrankungen in 20 Jahren von bisher 40 auf 32 Prozent senken, wenn der Krebs dann ohnehin besiegt ist? Die Zukunftsaussagen in ein und demselben Projekt sind nicht nur unnötig präzise und in ihrer Präzision sachlich unbegründet, sondern widersprechen sich auch noch. Was sind solche Aussagen wert? In Bezug auf den Inhalt gar nichts, aber dass sie gemacht werden, ist höchst aussagekräftig.

Gleichermaßen zeichnen sich die Prognosen zu den finanziellen Aspekten durch runde, gerne hohe, gleichwohl völlig unbegründete Zahlen aus. Es kann jede Menge Geld eingespart werden, so die Versprechen eines Artikels von McKinsey unter dem Titel »Accelerating value and innovation«: Die Prognose mag »konservativ« sein, weil die Zukunft ja noch zukünftiger werden kann: »Unsere Schätzung von Einsparungen von 300 Milliarden bis 450 Milliarden Dollar für Behandlungen könnte zurückhaltend sein, da viele Erkenntnisse und Innovationen noch vor uns liegen«.[15] Natürlich ist das Ganze gepaart mit einer »Beschleunigung«; ohne diese geht es nicht! Wobei die Richtung der Beschleunigung natürlich klar ist: in Richtung Big Data. Doch die Resultate solcher Versprechungen sind ernüchternd: »McKinsey wollte 2011 ausgerechnet haben, dass Big Data das US-Gesundheitssystem um 300 Milliarden Dollar günstiger machen solle – jährlich. Es kam dann anders. In vielen Branchen passierte das Gegenteil: In der Medizin verursacht Big Data hohe Kosten und zahlreiche Flops. Etwa in den Spitälern, die blind IBM gefolgt waren.«[16]

Die Diskrepanz zwischen Ankündigungen und Realität sieht man nicht nur bei der gegenwärtigen Diskussion um die allerneuesten Entwicklungen der Medizin, sondern sie ist auch aus anderen Zeiten bekannt, man erinnere sich nur an den *war on cancer*. Dabei weiß man in den Wissenschaften schon lange sehr genau, dass der Weg von einer Entdeckung im Labor bis zu einer erfolgreichen Therapie am Krankenbett ein mühsamer ist. Die durchschnittliche Zeit zwischen einer Entdeckung in der Grundlagenforschung und seiner Anwendung in der Therapie ist erstaunlich lang: »Interessanterweise stellen wir fest, dass der Zeitverzug zwischen biologischer Grundlagenforschung und dessen Anwendung als biologischer Molekulartechnologie im Durchschnitt etwa 23 Jahre beträgt«[17].

Und im Laufe dieser Zeit bleiben zahlreiche vielversprechende Entdeckungen auf der Strecke, was in den Wissenschaften gleichermaßen sehr wohl bekannt ist. In den weltweit besten medizinisch-wissenschaftlichen Zeitschriften[18] wurden zwischen 1979 und 1983 101 Artikel publiziert, die »höchst erfolgversprechende Grundlagenforschung in den Naturwissenschaften« verkündeten. Doch davon haben sich bis 2002 nur fünf in der Klinik durchsetzen können, nur ein »höchst erfolgversprechendes« Ergebnis (ACE-Hemmer) führte zu einer weit genutzten Intervention.[19] 95 Prozent der vielversprechenden Forschungsergebnisse führten nicht zu einer Therapie, obwohl das erwartet und in seriösen Zeitschriften verkündet worden war. Diese Überschätzung von Forschungsergebnissen und die überschwänglichen Prognosen in Bezug auf ihren klinischen Nutzen schaden der Glaubwürdigkeit von Wissenschaft, so klagen zumindest die seriösen Wissenschaftler.[20]

Übrigens: Die Erkenntnisse, wie schwierig es ist, praktische Verbesserungen zu erreichen, wurden mit den Methoden der Wissenschaften ermittelt. Womit denn auch sonst? Wenn es um eine kritische Untersuchung der Wissenschaften geht, haben die Wissenschaften nur sich selbst zur Verfügung. Wissenschaftliche Überprüfung ist die einzige verlässliche Methode zur Überprüfung der Wissenschaft.

Betreiben oder Anpreisen von Wissenschaft?

Und trotzdem: Die Wissenschaften verfolgen unterschiedliche Tugenden beim Anpreisen ihrer selbst und beim Forschen. Bei Letzterem ist man kritisch, beim Anpreisen hingegen nicht. Das mag man für allzu menschlich halten, und es mag die Wahrscheinlichkeit erhöhen, Anerkennung, Risikokapital oder Forschungsförderung für die eigene Firma oder das eigene Institut zu erlangen. Es ändert aber nichts an den Folgen. Die Wissenschaft macht sich nämlich unglaubwürdig, wenn sie beim »Verkaufen« ihrer Tätigkeit andere Maßstäbe anlegt als in ihrer Tätigkeit selbst. Sie wird sich selbst untreu. Man weiß dann eben nicht, ob eine Person in der Rolle eines Wissenschaftlers bei seiner wissenschaftlichen Tätigkeit spricht oder in der Rolle eines Wissenschaftlers beim Anpreisen von Wissenschaft. Zumal man dabei in der Hoffnung auf Anerkennung und Forschungsförderung gerne die wissenschaftlichen Tugenden als Argument anführt. Wenn man behauptet, die personalisierte Medizin sei der »nächste logische Schritt« der Medizin, dann nutzt man ja gerade ein klassisches Argument der Wissenschaften, die Logik, um die Prognose zu untermauern, ja als unumstößlich darzustellen.

Kurzum: Man kann die Resultate wissenschaftlicher Skepsis nur um den Preis der Selbstwidersprüchlichkeit unskeptisch anpreisen. Und als Förderer oder Öffentlichkeit weiß man nicht, wie es um die Skepsis steht: Wird die gebotene wissenschaftliche Grundhaltung durchgehend angewandt oder nur beim Forschen? Das müsste eigentlich das Vertrauen in die Wissenschaft zerstören. Denn die Kette zum Aufbau von Vertrauen ist nur so stark wie ihr schwächstes Glied. Insofern gilt die Aussage der Journalistin Julia Belluz – insbesondere in Zeiten einer beschleunigten Wissensproduktion und enormer Erwartungen: »Der Bedarf an Skeptizismus war noch nie größer.«[21]

Zumal die Wissenschaften genau diese Skepsis wieder an den Tag legen, wenn andere etwas über die Zukunft aussagen, was einer skeptischen Prüfung nicht standhält. Man stelle sich vor, Osteopathen oder Heilpraktiker würden ähnlich Euphorisches von der Zukunft verkünden. Gewiss würden alle seriösen Wissenschaftler mit Nachdruck darauf hinweisen, wie unseriös solche Prognosen sind. Wissenschaften bilden ein wichtiges Korrektiv einer offenen Gesellschaft, das allzu vollmundige Versprechungen der Politik oder anderer Institutionen als solche kennzeichnen soll, und zwar mit wissenschaftlichen Argumenten. Dafür sind Wissenschaften da, das ist auch gut so, nur gilt es eben auch für ihre eigenen Anpreisungen.

Wenn etwas regelmäßig geschieht, was eigentlich nicht geschehen sollte, dann drängt sich die Frage auf, warum es dennoch geschieht. Man sollte ganz pragmatisch davon ausgehen, dass es dafür Gründe gibt. Aber welche sind es? Warum verhält sich zumindest ein Teil der Wissenschaftler so selbstwidersprüchlich und ignoriert die ureigensten Tugenden ihrer Zunft? Was steckt dahinter?

12.

Heilswissenschaft – Wissenschaft als Weg zum Glück?

Um es zu wiederholen: Dieses Buch handelt nicht vom Fortschritt in der Medizin, sondern von Geschichten über den Fortschritt. Es geht nicht darum, wie die Zukunft der Medizin sein wird, sondern wie sie derzeit vorgestellt und angepriesen wird. Insofern sei ergänzt: Es dürfte aller Wahrscheinlichkeit nach in Zukunft medizinischen Fortschritt aus der weiteren Forschung geben, den man mit guten Gründen so bezeichnen kann. Das sei hier nicht in Zweifel gezogen. Hier wird nur hinterfragt, wie diese Zukunft verkündet wird und was diesen Vorstellungen zugrunde liegt. Für eine Antwort muss man sich zentrale Eigenschaften der menschlichen Existenz in Erinnerung rufen.

Den Menschen trifft das Schicksal, um Vergangenheit und Zukunft zu wissen. Er weiß, dass es vor ihm Zeit gegeben hat und nach seinem Tode geben wird. Er besitzt nun mal die Fähigkeit, über die Gegenwart und sein Leben hinausdenken zu können. Wer das kann, muss sich zwangsläufig zur Zeitlichkeit verhalten. Man kann sich ihr stellen oder sie ignorieren – das Thema aber ist gegeben. Überdies kann der Mensch seine Aussagen hierzu stets gestalten. Sie sind nicht festgelegt. Insofern sind bestimmte Zukunftsvorstellungen möglich, aber nicht notwendig, und die jeweilige Auswahl ist gehaltvoll.

Der Mensch ist nicht nur ein zeitliches Wesen, sondern in

seiner begrenzten Lebenszeit auch noch fragil. Er ist beständig gefährdet, bedroht von Krankheit, Verletzung, Siechtum und letztlich vom Tod. Er weiß darum und nur in Maßen gelingt es ihm, dem entgegenzuwirken – die Welt ist ihm zu weiten Teilen unverfügbar. Vor diesem Hintergrund gewinnen die Geschichten zur kommenden Zeit der Medizin ihre tiefere Bedeutung. Sie sind auch als Antworten auf die *conditio humana* zu verstehen. Erstaunlich nur, welche Elemente sich in den Vorstellungen zur Zukunft finden.

Euphorische Zukünftigkeit

Die Zeit, in der wir leben, soll nicht deswegen eine besondere sein, weil sie selbst eine besondere wäre, sondern weil sie – so die Prophezeiungen – alsbald durch eine besondere abgelöst werden wird. Maßgeblich daran beteiligt ist die Medizin. Sie feiert Advent, eine neue Stufe der Weltgeschichte wird bald kommen. Deshalb ist die Gegenwart vor allem zu überwinden. Die Richtung steht außer Frage: zum Neuen, zum Fortschritt. Der Gegenwart droht Belanglosigkeit, weil die Zukunft so viel besser sein wird und überdies so nah ist.

Interessanterweise prognostizieren die Zukunftsgeschichten ganz neue Konvergenzen, Annäherungen, Grenzauflösungen, Verschmelzungen. Grundlegende Unterscheidungen der Medizin, ja der Welt überhaupt, sollen sich in Bälde erübrigen. So soll sich der Unterschied zwischen Änderung und Fortschritt auflösen, und deshalb gilt: »Morgen ist es immer besser als heute.« Damit erübrigen sich weitere Bewertungen dessen, was da kommt. Der Weg zur Zukunft ist uns überdies wie ein Naturgesetz gegeben, denn der Fortschritt kommt zwangsläufig, »unaufhaltsam«. Übrig bleibt ein entmündigter Mensch, der den geschichtlichen Verlauf nur fördern oder verlangsamen kann. Aber warum sollte die Zukunft nur eine Richtung haben? Woher will man eigentlich wissen, dass es morgen immer besser ist als heute?

Der Fortschritt kommt überdies sehr schnell, seine Geschwindigkeit steigert sich und lässt Gegenwart und Zukunft vereinen – »Die Zukunft ist jetzt«. Dabei weiß man doch: Wenn die Zukunft jetzt ist, dann ist sie Gegenwart. In der Medizin der Zukunft verschmelzen überdies Wissen und Handlung, so die Verheißungen.

Wenn man nur mehr Wissen generiert – und das wird so sein –, dann kann man automatisch erfolgreich handeln. Die zahlreichen Schritte von einer statistischen Untersuchung oder einer Erkenntnis aus dem Labor zu einer erfolgreichen Handlung am Krankenbett entfallen. Es sei – so die Vorhersagen – alles eine Frage des Wissens, der Daten. Doch davon allein wird niemand gesund, sondern nur durch Handlungen. Gleichermaßen verschmelzen Diagnostik und Therapie in der sogenannten Theranostik. Einzelne Schritte der ärztlichen Tätigkeit verlieren angeblich ihre Eigenständigkeit, sie fusionieren. Dabei lehrt ein genauer Blick in die ärztliche Entscheidungsfindung, dass sich Diagnostik und Therapie nicht vereinen lassen.

Die Versprechen beeinflussen die Lebensgestaltung der Beteiligten. Man arbeitet ständig zur Beschleunigung der Wissenschaft – obwohl man es zur Sicherung der Existenz nicht müsste. Denn man hat ein weltgeschichtliches Ziel von

Rang vor Augen. Kannzeit wird zur Musszeit, weil man sich höchste Ziele gesetzt hat: die nahe Erlösung der Menschheit von Krankheiten, die Überwindung der menschlichen Vorgeschichte. Und das ist sinnvoll. Hier erwächst, was die Moderne so ostentativ verweigert: Sinnstiftung.

Die Erreichbarkeit von Zielen ist eine Frage des Willens und der Anstrengung, gegebenenfalls von militärischer Qualität. Die Befreiung der Welt von bestimmten Krankheiten hängt ab vom Geldbetrag, der zur Verfügung steht – so die anstrengungskorrelierten Erfolgsphantasien. Solche Gedanken sind im Übrigen selbstimmunisierend für alle Prognostizierenden: Wenn etwas nicht erreicht wurde, lag es nicht an der falschen Prognose, sondern an mangelnder Entschlossenheit, an fehlender Bündelung von Kräften.

Es ist das letzte Gefecht, das bis zum endgültigen Sieg zu kämpfen ist. Der Schlussakt der Menschheitsvorgeschichte hat begonnen. Wenn Mark Zuckerberg und seine Frau verkünden, ihre Kinder werden aufgrund des technologischen Fortschritts ein Leben ohne Krankheiten führen, dann glauben sie an einen endgültigen Sieg über Krankheiten. Das Ehepaar Zuckerberg ist kommunistischer Anwandlungen ganz unverdächtig, ihr Programm hingegen erinnert an die Internationale: »Facebook-User, hört die Signale, auf zum letzten Gefecht.« Die Wissenschaft, die eigentlich »nie zu Ende kommt und kommen kann«[1], soll dann zumindest in Teilbereichen »zu Ende kommen«. Es wäre dann tatsächlich »vorbei« mit bestimmten Krankheiten, »ein für alle Mal«, so Präsident Obama.

Deswegen verlieren bestimmte Bereiche des medizinischen Alltags ihre Bedeutung, weil die Wissenschaften deren Probleme alsbald lösen werden. Warum soll man sich mit Palliativmedizin bei Krebserkrankungen eingehender beschäftigen, wenn doch alsbald niemand mehr an Krebs leiden wird? Warum sollte man sich um die personale Beziehung zwischen Patienten und Therapeuten kümmern, um das Gespräch, um Vertrauen, wenn Krankheiten sowieso alsbald verschwinden werden? Wer ist denn noch so töricht und denkt über die existenzielle Dimension von Kranksein nach, wenn das doch gerade abgeschafft wird – angeblich?

Heilswissenschaft als Weg zum Glück?

Die gegenwärtigen Geschichten von der Zukunft der Medizin sind zum Teil aberwitzig, naiv und gelegentlich dermaßen überzogen, dass man bestenfalls darüber schmunzeln kann. Die exakten Zeitversprechungen sind zum Teil grotesk. Doch im Kern verweisen sie auf Strukturen des fragilen Menschen in der Zeit. Sie verweisen auf Tieferes, auf Sinngebung, genauer: auf deren Mangel. Die mit dem wissenschaftlichen Fortschritt verknüpften Zukunftserwartungen sind säkularisierte Erlösungsphantasien. Sie besitzen Elemente und zeitliche Strukturen alter Heilsgeschichten. Es tauchen Geschichtsverläufe auf, die aus anderen Zusammenhängen wohlbekannt sind. Erzählt werden eine Fortschrittsgeschichte, die zwingend im Sinne von logisch ist, eine Beschleunigungsgeschichte, eine Vollendungsgeschichte und eine Erlösungsgeschichte, die eigentlich religiösen Vorstellungen vorbehalten ist.

Eine Welt ohne Krebs? Ganz sicher, es ist nur eine Frage der Zeit, 1976 oder 2012 oder 2015, zumindest 2020, spätestens 2023, allerspätestens 2028, allerallerspätestens 2038! Eine Welt ohne Krankheit? Durchaus machbar für unsere Kinder! 1000 Jahre Lebenserwartung? Wird es schon zu den Lebzeiten der jetzt Jüngeren geben. Alles nur eine Frage des Geldes und des Willens. Keine angeborenen Erkrankungen? Bis 2050! Dann gilt der Satz: »Erbkrankheiten: Es ist vorbei.«[2] Unsterblichkeit? Gibt es ab 2045. Und wenn die neuen Stufen der Menschheitsgeschichte erreicht sind, dann brauchen wir keine Ethik, und die ganze Beschleunigung hat ein Ende, dann, aber erst dann, haben wir endlich Zeit. (Was haben wir eigentlich gegenwärtig?)

Dieses Phänomen verweist auf die Zeitschere zwischen menschlicher Lebenszeit und Weltzeit, auf die Kränkung des Menschen angesichts der Tatsache, dass vor ihm Zeit war, dass er nur kurze Zeit in dieser Welt sein wird, dass danach die Zeit weitergeht und alles Weitere höchst ungewiss ist. Die hoffnungsvolle Zukunft möge die Differenz zwischen Lebenszeit und vorgestellter Weltzeit erträglicher machen. Man möge noch mehr Zukunft in die eigene Lebenszeit hineinpacken. Einerseits durch Beschleunigen, Bündeln, Anstrengen; andererseits durch Segmentierung der Zukunft, also den Versuch, der noch zu Lebzeiten erreichbaren Zukunft besondere Bedeutung beizumessen, noch zu Lebenszeit ein neues Segment der Geschichte zu erreichen, eine neue Heilsstufe. So lässt sich Lebenszeit und Weltzeit synchronisieren. Diese Vorstellungen geben dem Leben eines Wissenschaftlers im Silicon Valley oder in ähnlichen Laboren Sinn, schließlich versprechen sie ein privilegiertes Weltverhältnis. Diese Chance bietet sich nicht jeder Generation. Sie sind die Bevorzugten! Ach ja, nicht zu vergessen, sie sind auch noch die Schönen.

Man muss sich bei der euphorischen Zukunftspreisung jedoch daran erinnern, dass die Wissenschaften zwar weitere Beherrschung des Lebens in Maßen versprechen können, mehr aber nicht. Bereits vor 100 Jahren hat Max Weber auf deren Grenzen verwiesen. Er kritisierte den »naiven Optimismus«, dem zufolge die »Technik der Beherrschung des Lebens [...] als Weg zum *Glück* gefeiert« würde. Dies sei ganz unberechtigt, weil wissenschaftliche Beherrschung der Welt genau das nicht liefern könne. Weber war zudem der Überzeugung, dass dieser Irrglaube nicht weit verbreitet sei: »Wer glaubt daran? – außer einigen großen Kindern auf dem Katheder oder in Redaktionsstuben?«[3]

Derzeit glauben wohl mehr als einige große Kinder daran. Doch erstaunlicherweise bleibt das hohe Ansehen der Wissenschaft trotz regelmäßiger, maßlos übertriebener Ankündigungen stabil. Man ist offensichtlich empfänglich für Heilsversprechen und Sinngebungen aus der Wissenschaft. Und wenn sie nicht eintreten, nimmt man es der Wissenshaft nicht sonderlich übel, zumal sie längst mit neuen Versprechen aufwartet. Es gibt wohl »kein Heilmittel für unsere Sucht nach medizinischem Hype«[4]. Offensichtlich befriedigt die Ankündigung von medizinischen Durchbrüchen ein Bedürfnis.

Denn die offene Zukunft belastet, die berechnete Zukunft erleichtert. Zu wissen, dass im Jahre 2053 so vieles gelöst sein wird, besser noch: dass 2045 Unsterblichkeit herrscht, entlastet von den drückenden Bedingungen der zerbrechlichen menschlichen Existenz, auch wenn es noch etwas hin ist. Der Ungewissheit der Zukunft steht eine Jahreszahl entgegen. Und sei sie auch noch so unbegründet, tröstlich ist sie allemal für den Menschen, der ja nun mal unter der *conditio humana* lebt.

Die Hoffnung auf Erlösung ist so groß, dass sie offensichtlich gnädig stimmt, wenn ein Versprechen mal nicht eingehalten wurde. Die nächste Übertreibung ist willkommen, denn auch sie ist tröstlich. Ein weiteres Indiz dafür, dass mit den Ankündigungen der Wissenschaften mehr angesprochen ist als wissenschaftlicher Erfolg. Doch damit erfüllen die Wissenschaften mit unwissenschaftlichem Verhalten Bedürfnisse, die sie gar nicht erfüllen können. Sie tun, was sie von Haus gar nicht tun können – und deswegen auch nicht sollten.

Aber warum nehmen es die »großen Kinder« den Wissenschaften kaum übel, dass sie dermaßen selbstwidersprüchlich die von ihr geprägte Zukunft verkünden? Eigentlich müsste der eklatante Widerspruch zwischen Anspruch beim Forschen und Realität beim Anpreisen der Forschung ihre Glaubwürdigkeit erschüttern. Dem ist aber nicht so. Warum? Der milde Umgang mit den Übertreibungen der Wissenschaften ist einem unstillbaren Bedürfnis geschuldet. Man will von den Wissenschaften nicht nur Wissenschaftliches hören, man will mehr. Die Wissenschaften sollen verkünden, was sie eigentlich nicht verkünden können und bislang Religionen vorbehalten war – Erlösung. Und man ist ihnen nicht böse, wenn sie es trotzdem vorgeben zu tun. Wer sonst sollte sie verkünden? Wer sonst könnte Sinn stiften? Wer sonst könnte die beängstigenden Bedingungen der fragilen menschlichen Existenz abmildern? Es verbleiben der Gegenwart kaum mehr andere Instanzen.

Dank und Hinweis

Ein Buch entsteht selten ganz ohne Hilfe anderer. So ist es auch hier der Fall, und ich möchte danken. Alexander Roesler und Niels Brockmeyer vom S. Fischer Verlag sei für die verlegerische Betreuung gedankt, Danielle Norberg für Übersetzungen, Hans-Jörg Ehni, Peter Prange, Ludger Schöls, Robert Ranisch und Dietrich Rössler für hilfreiche Anregungen, Andrea Heidrich für Unterstützungen beim Manuskript. Gabriele Sutor verdanke ich fruchtbare Arbeitszeiten in nördlicher Abgeschiedenheit.

Die Kapitel 3 bis 5 basieren zum Teil auf Gedanken, die ich an anderer Stelle bereits publiziert habe: U. W.: Theranostics: is it really a revolution? Evaluating a new term in medicine. Medicine, Health Care and Philosophy 2019 Apr 15. doi: 10.1007/s11019-019-09897-4 und U. W.: Überlegungen zum Fortschritt in der Medizin. In: Rudolf F. Guthoff, Wolfgang Bernhard (Hg.) Ärztliches Handeln – Erwartungen und Selbstverständnis. Nova Acta Leopoldina Nr. 42, Wissenschaftliche Verlagsgesellschaft, Stuttgart 2018, S. 13–22.

Alle Übersetzungen aus dem Englischen stammen von Danielle Norberg und mir.

Tübingen, im November 2019
Urban Wiesing

Anmerkungen

1. Wir leben in besonderen Zeiten

1 Schulz 2018, S. 12 f.
2 Schulz 2018, S. 13.
3 Schulz 2018, S. 13.
4 Zuckerberg 2016.
5 Lossau 2015.
6 Schulz 2018, S. 85.
7 Lübbe 1997.
8 Marquard 2013.
9 Tutton und Kimberly 2013, S. 184.
10 Monyer et al. 2004.
11 Tutton 2012, S. 1722.
12 Schulz 2018, S. 228.

2. »Morgen ist immer besser als heute.«

1 Diese Namensgebung ist umstritten. Die sog. Personalisierte Medizin ermittelt Biomarker, lässt dabei Psycho- und Soziomarker aber außer Acht. Dass dadurch die Medizin »personalisiert« werden soll, sich also auf die personalen Eigenschaften eines Patienten beziehen soll, ist wenig plausibel. Die personalen Eigenschaften eines Menschen manifestieren sich gerade nicht auf molekularer Ebene.
2 Lesko 2007, S. 807.
3 Woodcock 2007, S. 164.
4 Woodcock 2007, S. 169.
5 In Schulz 2018, S. 35.
6 Plattner 2019, S. VII.

7 Lübbe 1997, S. 147.
8 Sloterdijk 1988, S. 268.
9 Porter 2000, S. 715.
10 Blumenberg 1986, S. 247.
11 Rosa 2016, S. 120.
12 http://www.aebi-bio.com/.
13 Siehe auch Roelcke 2017.

3. Die Komplexität des medizinischen Fortschritts

1 Haverich 2016, S. 1050.
2 Schulz 2018, S. 237.
3 Schulz 2018, S. 127.
4 Bunge 1985.
5 Helfrich 2016, S. 45–46.
6 Haverich 2016, S. 1050.
7 Kant 1977, S. 127.
8 Kayyali et al. 2013.
9 Wald und Old 2019.
10 SRF 2009.
11 Einen Verriss der Neuropädagogik liefert Weber 2016. »Wie sehr dieses Vorhaben gescheitert ist, zeigt eine ausführliche Review, die der Psychologe Jeffrey Bowers von der University of Bristol für die aktuelle Ausgabe des Fachmagazins *Psychological Review* erstellt hat. Seine Bilanz ist vernichtend: ›In der Literatur finden sich bislang keine neuen und hilfreichen Ratschläge für den Unterricht, die auf der Hirnforschung basieren.‹«
12 Jule Specht resümiert zu diesem Vorhaben für die Persönlichkeitspsychologie: »Vor einigen Jahren drohte die Neurowissenschaft die Psychologie abzulösen. Da stand vor allem das Bedürfnis dahinter, die eher subjektiv orientierte Forschung in der Psychologie zu objektivieren. Dieser Hype ist meines Erachtens vorbei. Die Neurowissenschaften haben für die Persönlichkeitspsychologie noch erstaunlich wenig Befunde gebracht.« (Specht 2018, S. 575)

13 SRF 2009.
14 Monyer et al. 2004, S. 1.
15 Monyer et al. 2004, S. 6.
16 Monyer et al. 2004, S. 6.
17 Monyer et al. 2004, S. 6.
18 Monyer et al. 2004, S. 6.
19 Monyer et al. 2004, S. 6.
20 Siehe auch Schnabel 2014.
21 Berger 2014, S. 3.
22 Berger 2014, S. 3.
23 Reflexive Neurowissenschaft 2014, S. 1.
24 Reflexive Neurowissenschaft 2014, S. 1.
25 Reflexive Neurowissenschaft 2014, S. 1.
26 Reflexive Neurowissenschaft 2014, S. 2.
27 SWR 2 2015.

4. Die Erfindung der Theranostik

1 Bissonnette und Bergeron 2006, S. 433, siehe auch Aoun et al. 2015, S. 2205.
2 www.thno.org/.
3 www.scitechnol.com/theranostics-international-journal.php.
4 Nach Carreyrou 2019, S. 136.
5 Ich danke Irmgard Männlein-Robert für ihre sprachliche Unterstützung.
6 Janib et al. 2010, S. 1052.
7 Lee und Li 2011, S. 318.
8 Pene et al. 2009, S. 50.
9 Jeelani et al. 2014, S. 6.
10 Vogenberg et al. 2010, S. 562.
11 Fiedler und Wirth 2001, S. 207.
12 Ghasemi et al. 2016, S. 310.
13 Vogenberg et al. 2010, S. 565.
14 Birkenbach 2008, S. 1113.
15 Moghim und Farhangrazi 2017, S. 4505.

16 Janib et al. 2010, S. 1052.
17 Charron et al. 2015, S. 103.
18 So auch die Definition von Kelkar und Reineke 2011.
19 Ahn 2016, S. 4.
20 Ahn 2016, S. 2.

5. Die Zukunft ist jetzt!

1 Schick 2016, S. 228.
2 Schilsky 2010, S. 363.
3 Luhmann 1996, S. 38.
4 Colpas 2011, S. 4.
5 Colpas 2011, S. 4.
6 Konstantinopoulos et al. 2009, S. 61.

6. »Diese Anstrengungen können nicht schnell genug kommen.«

1 Cornetta und Brown 2013, S. 310.
2 Cornetta und Brown 2013, S. 310.
3 The White House. Office of the Press Secretary 2015, 30. Januar.
4 The White House. Office of the Press Secretary 2015, 30. Januar.
5 Schulz 2018, S. 14.
6 Schulz 2018, S. 182.
7 Lübbe 1997, S. 155.
8 In Hülswitt 2008.
9 Weitere religiöse Aspekte der Firmen aus dem Silicon Valley finden sich in der Studie von Hoffmeister 2019.
10 Carreyrou 2019, S. 211.
11 In Stirn 2010, S. 3 f.
12 Harari 2018, S. 37.
13 Benz 1977, S. 5.
14 Benz 1977, S. 16.

15 Harari 2018, S. 37.
16 Hoffmeister 2019, S. 61.
17 Zum Beispiel www.woodstockbaptist.ca.
18 http://www.wayofthefuture.church.
19 Blumenberg 1986, S. 291.
20 Schulz 2018, S. 37.
21 Schulz 2018, S. 185.
22 In Rohleder 2018.
23 Carreyrou 2019, S. 126.
24 Blumenberg 1986, S. 291.

7. Der Sinn der Wissenschaft

1 Blumenberg 1986, S. 72.
2 Blumenberg 1986, S. 76.
3 Blumenberg 1986, S. 73.
4 Weber 1985, S. 593.
5 Weber 1985, S. 592.
6 Gumbrecht 2018, S. 1.
7 Konstantinopoulos et al. 2009, S. 61.
8 Blumenberg 1986, S. 73.
9 Schulz 2018, S. 210.
10 In Stirn 2010.
11 IMP Strategy Days 2019.
12 In Scheu 2018.
13 Nach Schulz 2018, S. 124.
14 Harari 2018, S. 35.
15 Schulz 2018, S. 210.
16 Bray et al. 2018.
17 Zuckerberg 2015.
18 Schulz 2018, S. 98.
19 Schulz 2018, S. 44.

8. Alles »eine Frage des Willens«

1 Nach Schulz 2018, S. 78.
2 Weber 2019, S. 5.
3 Weber 2019, S. 5.
4 Deutsches Ärzteblatt 2019.
5 National Cancer Institute.
6 MIT Technology Review 2019. Das Titelblatt ist graphisch und textlich eine deutliche Anspielung auf die Weihnachtsbotschaft von John Lennon und Yoko Ono 1969. »War is over! If you want it.« Während sich ein Krieg beenden lässt, in dem man einfach nichts tut, insbesondere militärische Handlungen unterlässt, dürfte das beim Altern nicht so einfach sein.
7 In Stirn 2010, S. 29.
8 In Stirn 2010, S. 3.
9 In Stirn 2010, S. 3.
10 Blumenberg 1986, S. 244.
11 Blumenberg 1986, S. 245.
12 Weber 1985, S. 14.

9. Der Weltgeist trägt Hoodie

1 Gumbrecht 2018, S. 29.
2 Gumbrecht 2018, S. 58.
3 Schulz 2018, S. 51.
4 Schulz 2018, S. 61.
5 Gumbrecht, S. 44.
6 Schulz 2018, S. 140 f.
7 Kastilan 2016.
8 Schulz 2018, S. 223.
9 Schulz 2018, S. 212.
10 Schulz 2018, S. 88 f.
11 Gumbrecht 2018, S. 67 f.
12 Gumbrecht 2018, S. 45.
13 Schulz 2018, S. 157.

14 Schulz 2018, S. 74.
15 Schulz 2018, S. 94.
16 Hoffmeister 2019, S. 122.
17 Gumbrecht 2018, S. 1.

10. »Mr. Nixon: Sie können Krebs heilen.«

1 Pubmed Recherche: war on cancer: 2082 Einträge; war on dementia: 159; war on heart attack: 128, war on diabetes: 365. (30. 12. 2018).
2 Mukherjee 2012.
3 Zur Geschichte des war on cancer: https://www.cancer.gov/about-nci/legislative/history/national-cancer-act-1971.
4 The Mary Lasker Papers 1969.
5 The Mary Lasker Papers 1969.
6 https://www.cancer.gov/about-nci/legislative/history/national-cancer-act-1971.
7 Nixon 1971.
8 Rehemtulla 2009, S. 1252.
9 Leaf 2004, S. 172.
10 Leaf 2004, S. 172.
11 Leaf 2004, S. 181.
12 Wheatley 2014, S. 1.
13 Es sei denn in einer unsensiblen Übersetzung: Harari 2018, S. 35, spricht von einem »totalen Krieg« gegen den Tod.
14 Schulz 2018, S. 197.
15 Mukherjee 2018, S. 153.
16 Eschenbach 2003, S. 637.
17 Congressional Committee Materials 2006.
18 New York Times 2016.
19 Rehemtulla 2009 rechnete bereits bis 2009 von Ausgaben in Höhe von 100 Milliarden Dollar (S. 1252).
20 Brenner und Mons 2019.
21 Eschenbach 2003, S. 639.
22 Eschenbach 2003, S. 639.

23 Eschenbach 2003, S. 639.
24 Siegel et al. 2018.
25 Schulz 2018, S. 116.
26 Obama 2016.
27 Die Zeit 2019.
28 Weber 2019, S. 5.
29 Jaffe-Hoffman 2019.
30 Hanahan 2014.
31 https://events.economist.com/events-conferences/emea/war-on-cancer.
32 Leaf 2004, S. 174.
33 Schulz 2018, S. 154.
34 Shapiro 1998.
35 Haines 2014, S. 1883.
36 Haines 2014, S. 1883.
37 Hombach 2018.

11. Wir sollten skeptisch sein

1 Kolata 1993.
2 Eine Übersicht zu den überzogenen Versprechungen des Human Genome Project findet man bei Eisen 2014.
3 Collins 1999.
4 Knapton 2016.
5 Belluz 2017.
6 Schulz 2018, S. 76.
7 IBM beerdigt Watson Workspace 2019.
8 de Grey in Stirn 2010.
9 Lossau 2015.
10 Schulz 2018, S. 85.
11 In McCain 2005, S. 52.
12 Bundesregierung, Nationale Dekade gegen Krebs 2019–2020, 2019.
13 Bundesregierung, Nationale Dekade gegen Krebs 2019–2020, 2019.

14 Die Zeit 2019.
15 Kayyali et al. 2013.
16 Albrecht 2018.
17 Ronai und Griffiths 2019, S. 1.
18 Science, Nature, Cell, Journal of Experimental Medicine, Journal of Clinical Investigation, Journal of Biological Chemistry.
19 Contopoulos-Ioannidis et al. 2003, S. 477.
20 Contopoulos-Ioannidis et al. 2003.
21 Belluz 2017.

12. Heilswissenschaft – Wissenschaft als Weg zum Glück?

1 Weber 1985, S. 593.
2 Lossau 2015.
3 Weber 1985, S. 598.
4 Belluz 2017.

Literatur

Ahn, Byeong-Cheol (2016): Personalized Medicine Based on Theranostic Radioiodine Molecular Imaging for Differentiated Thyroid Cancer. In: *Biomed Res Int* 2016, S. 1680464. DOI: 10.1155/2016/1680464.

Albrecht, Philipp (2018): Die Big-Data-Lüge. Online verfügbar unter https://www.bilanz.ch/unternehmen/die-big-data-luge#, zuletzt geprüft am 07.02.2019.

Aoun, Fouad; Kourie, Hampig Raphael; Artigas, Carlos; Roumeguère, Thierry (2015): Next revolution in molecular theranostics: personalized medicine for urologic cancers. In: *Future oncology (London, England)* 11 (15), S. 2205–2219. DOI: 10.2217/fon.15.104.

Belluz, Julia (2017): This is why you shouldn't believe that exciting new medical study. Online verfügbar unter https://www.vox.com/2015/3/23/8264355/research-study-hype, zuletzt geprüft am 26.07.2019.

Benz, Ernst (1977): Akzeleration der Zeit. Mainz (Abhandlungen Akademie der Wissenschaften und Literatur, Geistes- und Sozialwissenschaftliche Klasse, Jg. 1977, Nr. 2).

Berger, Mathias (2014): Zwei »Decades of the Brain«. Hat sich dadurch die psychiatrische Therapie verbessert? In: *InFo Neurologie & Psychiatrie* (16), S. 3.

Birkenbach, R. (2008): Theragnostik: Diagnostische Systeme mit integrierter Therapie. Professional, Springer. Online verfügbar unter https://www.springerprofessional.de/theragnostik-diagnostische-systeme-mit-integrierter-therapie/2879814, zuletzt geprüft am 14.04.2018.

Bissonnette, Luc; Bergeron, Michel G. (2006): Next revolution in the molecular theranostics of infectious diseases: microfabri-

cated systems for personalized medicine. In: *Expert Rev Mol Diagn* 6 (3), S. 433–450. DOI: 10.1586/14737159.6.3.433.
Blumenberg, Hans (1986): Lebenszeit und Weltzeit. 3. Aufl. Frankfurt am Main: Suhrkamp.
Bray, Freddie; Ferlay, Jacques; Soerjomataram, Isabelle; Siegel, Rebecca L.; Torre, Lindsey A.; Jemal, Ahmedin (2018): Global cancer statistics 2018: GLOBOCAN estimates of incidence and mortality worldwide for 36 cancers in 185 countries. In: *CA: A Cancer Journal for Clinicians* 68 (6), S. 394–424. DOI: 10.3322/caac.21492.
Brenner, Hermann; Mons, Ute (2019): Krebs: Große Potenziale der Prävention. In: *Deutsches Ärzteblatt* 116, A-132–3.
Bundesregierung, Nationale Dekade gegen Krebs 2019–2020 (2019): Gemeinsame Erklärung. Online verfügbar unter https://www.bundesregierung.de/breg-de/aktuelles/nationale-dekade-gegen-krebs-1574534, zuletzt geprüft am 07.02.2019.
Bunge, Mario (1985): Treatise on Basic Philosophy. Epistemology & Methodology III: Philosophy of Science and Technology Part II Life Science, Social Science and Technology. Dordrecht: Springer Netherlands.
Carreyrou, John (2019): Bad Blood. Die wahre Geschichte des größten Betrugs im Silicon Valley – Ein SPIEGEL-Buch. München: DVA.
Charron, Danielle M.; Chen, Juan; Zheng, Gang (2015): Theranostic lipid nanoparticles for cancer medicine. In: *Cancer Treat Res* 166, S. 103–127. DOI: 10.1007/978–3–319–16555–4_5.
Collins, F. S. (1999): Shattuck lecture – medical and societal consequences of the Human Genome Project. In: *The New England Journal of Medicine* 341 (1), S. 28–37. DOI: 10.1056/NEJM199907013410106.
Colpas, Phil (2011): Now is the future – and it's time for action. In: *Health management technology* 32 (1), S. 4.
Congressional Committee Materials (2006): Hearing Before a Subcommittee of the Committee on Appropriations, United States Senate, One Hundred Ninth Congress, First Session,

2005. Online verfügbar unter http://www.gpoaccess.gov/congress/index.html, zuletzt geprüft am 08.02.2019.
Contopoulos-Ioannidis, Despina G.; Ntzani, Evangelia; Ioannidis, John P. A. (2003): Translation of highly promising basic science research into clinical applications. In: *The American Journal of Medicine* 114 (6), S. 477–484.
Cornetta, Kenneth; Brown, Candy Gunther (2013): Perspective: Balancing Personalized Medicine and Personalized Care. In: *Acad Med* 88 (3), S. 309–313.
Deutsches Ärzteblatt (2019): Bundesregierung will alle Kräfte gegen Krebs mobilisieren. In: *Deutsches Ärzteblatt*. Online verfügbar unter https://www.aerzteblatt.de/nachrichten/100832/Bundesregierung-will-alle-Kraefte-gegen-Krebs-mobilisieren, zuletzt geprüft am 18.12.2019.
Die Zeit (2019): Fachleute zweifeln. Spahn: Krebs in 10 bis 20 Jahren besiegbar. In: *Die Zeit*. Online verfügbar unter https://www.zeit.de/news/2019-02/01/spahn-krebs-in-10-bis-20-jahren-besiegbar-190201-99-808305, zuletzt geprüft am 05.02.2019.
Eisen, Jonathan A. (2014): Some history of hype regarding the human genome project and genomics. Online verfügbar unter https://phylogenomics.blogspot.com/2014/12/some-history-of-hype-regarding-human.html, zuletzt geprüft am 08.02.2019.
Eschenbach, Andrew C. von (2003): NCI sets goal of eliminating suffering and death due to cancer by 2015. In: *Journal of the National Medical Association* 95 (7), S. 637–639.
Fiedler, U.; Wirth, M. P. (2001): Gene therapy and immunotherapy in prostatic carcinoma. In: *Urologe A* 40 (3), S. 207–216.
Ghasemi, Mojtaba; Nabipour, Iraj; Omrani, Abdolmajid; Alipour, Zeinab; Assadi, Majid (2016): Precision medicine and molecular imaging: new targeted approaches toward cancer therapeutic and diagnosis. In: *Am J Nucl Med Mol Imaging* 6 (6), S. 310–327.
Gumbrecht, Hans Ulrich (2018): Weltgeist im Silicon Valley. Leben und Denken im Zukunftsmodus. Hg. v. René Scheu und Manuel Müller. Basel: NZZ Libro.

Haines, Ian (2014): The war on cancer: time for a new terminology. In: *Lancet (London, England)* 383 (9932), S. 1883. DOI: 10.1016/S0140-6736(14)60907-7.
Hanahan, Douglas (2014): Rethinking the war on cancer. In: *The Lancet* 383 (9916), S. 558-563. DOI: 10.1016/S0140-6736(13)62226-6.
Harari, Yuval Noaḥ (2018): Homo Deus. Eine Geschichte von Morgen. 1. Auflage. München: C. H. Beck.
Haverich, Axel (2016): Entwicklung und Prävention. Ein Ausblick auf die Medizin im Jahre 2030. In: *Forschung und Lehre* (12), S. 1050-1051.
Helfrich, Hede (2016): Wissenschaftstheorie für Betriebswirtschaftler. Wiesbaden: Springer Gabler.
Hoffmeister, Christian (2019): Google unser. Hamburg: DCI Institute.
Hombach, Stella (2018): Der Tumor darf bei mir wohnen. Wer an Krebs erkrankt, muss kämpfen und wer verliert, hat nicht genug gekämpft? Was wir wirklich bekämpfen müssen, ist die Kriegsmetaphorik in der Tumortherapie. Die Zeit. Online verfügbar unter https://www.zeit.de/kultur/2018-03/krebserkrankung-umgang-krankheitsbilder-10nach8, zuletzt geprüft am 26.07.2019.
Hülswitt, Tobias (2008): Im Gespräch: Ray Kurzweil: Werden wir ewig leben, Mister Kurzweil? Online verfügbar unter https://www.faz.net/aktuell/feuilleton/bilder-und-zeiten-1/im-gespraech-ray-kurzweil-werden-wir-ewig-leben-mister-kurzweil-1514269.html, zuletzt geprüft am 15.08.2019.
IBM beerdigt Watson Workspace (2019). Online verfügbar unter https://www.heise.de/newsticker/meldung/IBM-beerdigt-WatsonWorkspace-4274788.html, zuletzt geprüft am 23.01.2019.
IMP Strategy Days (2019): Interview mit Maik Klasen. Online verfügbar unter https://vimeo.com/339326020, zuletzt geprüft am 05.05.2019.
Jaffe-Hoffman, Maayan (2019): A cure for cancer? Israeli scientists may have found one. »Our results are consistent and

repeatable.« Online verfügbar unter https://www.jpost.com/HEALTH-SCIENCE/A-cure-for-cancer-Israeli-scientists-say-they-think-they-found-one-578939, zuletzt geprüft am 22.08.2019.

Janib, Siti M.; Moses, Ara S.; MacKay, J. Andrew (2010): Imaging and drug delivery using theranostic nanoparticles. In: *Adv Drug Deliv Rev* 62 (11), S. 1052–1063. DOI: 10.1016/j.addr.2010.08.004.

Jeelani, S.; Reddy, R. C. Jagat; Maheswaran, Thangadurai; Asokan, G. S.; Dany, A.; Anand, B. (2014): Theranostics: A treasured tailor for tomorrow. In: *J Pharm Bioallied Sci* 6 (Suppl 1), S6–8. DOI: 10.4103/0975-7406.137249.

Kant, Immanuel (1977): Über den Gemeinspruch: Das mag in der Theorie richtig sein, taugt aber nicht für die Praxis. In: Immanuel Kant (Hg.): Werke in zwölf Bänden, Bd. 11. Frankfurt am Main, S. 127–171.

Kastilan, Sonja (2016): Mademoiselle C. und ihre Mikroben. In: *Frankfurter Allgemeine Zeitung*. Online verfügbar unter https://www.faz.net/aktuell/wissen/leben-gene/gentechnik-mademoiselle-c-und-ihre-mikroben-14375382.html, zuletzt geprüft am 06.02.2019.

Kayyali, Basel; Knott, David; van Kuiken, Steve (2013): The big-data revolution in US health care: Accelerating value and innovation. McKinsey & Company. Online verfügbar unter https://www.mckinsey.com/industries/healthcare-systems-and-services/our-insights/the-big-data-revolution-in-us-health-care, zuletzt geprüft am 07.02.2019.

Kelkar, Sneha S.; Reineke, Theresa M. (2011): Theranostics: combining imaging and therapy. In: *Bioconjug Chem* 22 (10), S. 1879–1903. DOI: 10.1021/bc200151q.

Knapton, Sarah (2016): Microsoft will ›solve‹ cancer within 10 years by ›reprogramming‹ diseased cells. In: *The Telegraph*. Online verfügbar unter https://www.telegraph.co.uk/science/2016/09/20/microsoft-will-solve-cancer-within-10-years-by-reprogramming-dis/, zuletzt geprüft am 08.02.2019.

Kolata, Gina (1993): SCIENTIST AT WORK: Francis S. Collins; Unlocking the Secrets of the Genome. In: *The New York Times*. Online verfügbar unter https://www.nytimes.com/1993/11/30/science/scientist-at-work-francis-s-collins-unlocking-the-secrets-of-the-genome.html?src=pm&pagewanted=2, zuletzt geprüft am 08.02.2019.

Konstantinopoulos, Panagiotis A.; Karamouzis, Michalis V.; Papavassiliou, Athanasios G. (2009): Educational and social-ethical issues in the pursuit of molecular medicine. In: *Molecular Medicine* 15, S. 60–63.

Leaf, Clifton (2004): Why We're Losing The War On Cancer (And How to Win it). Fortune. Online verfügbar unter https://fortune.com/2004/03/22/cancer-medicines-drugs-health/, zuletzt geprüft am 12.11.2019.

Lee, Daniel Y.; Li, King C. P. (2011): Molecular theranostics: a primer for the imaging professional. In: *AJR Am J Roentgenol* 197 (2), S. 318–324. DOI: 10.2214/AJR.11.6797.

Lossau, Norbert (2015): Erbkrankheiten: Es ist vorbei. Die Welt. Online verfügbar unter https://www.welt.de/print/welt_kompakt/debatte/article146171877/Erbkrankheiten-Es-istvorbei.html, zuletzt geprüft am 26.07.2019.

Lübbe, Hermann (1997): Gegenwartsschrumpfung. In: Klaus Backhaus und Holger Bonus (Hg.): Die Beschleunigungsfalle oder der Triumph der Schildkröte. 2. Aufl. Stuttgart: Schäffer-Poeschel, S. 129–164.

Luhmann, Niklas (1996): Gefahr und Risiko, Solidarität oder Konflikt. In: R. Königswieser, M. Haller, P. Maas et al. (Hg.): Risiko-Dialoge – Zukunft ohne Harmonieformel. Köln: Deutscher Instituts-Verlag, S. 38–46.

Marquard, Odo (2013): Endlichkeitsphilosophisches. Über das Altern. Stuttgart: Reclam (20278).

McCain, Jack (2005): The Future of Gene Therapy. In: *Biotechnology Healthcare* 2 (3), S. 52–60.

MIT Technology Review (2019): Old age is over! If you want it. MIT Technology Review 122, Nr. 5. Online verfügbar unter https://www.dropbox.com/s/ubuvf7ndis8uzs5/MIT-Techno logy-Review-2019-09.pdf?dl=0, zuletzt aktualisiert am 30.08. 2019.

Moghim, Seyed Moein; Farhangrazi, Z. Shadi (2017): Theragnostics. In: M. Schwab (Hg.): Encyclopedia of cancer. 4. Aufl. Berlin Heidelberg: Springer, S. 4505–4507.

Monyer, Hannah; Rösler, Frank; Roth, Gerhard, et al. (2004): Das Manifest. Elf führende Neurowissenschaftler über Gegenwart und Zukunft der Hirnforschung. Online verfügbar unter https://www.spektrum.de/thema/das-manifest/852357, zuletzt geprüft am 12.11.2019.

Mukherjee, Siddhartha (2012): Der König aller Krankheiten. Krebs – eine Biografie. 2. Aufl. Köln: DuMont.

National Cancer Institute: NCI Budget and Appropriations. Online verfügbar unter https://www.zeit.de/news/2019-02/01/spahn-krebs-in-10-bis-20-jahren-besiegbar-190201-99-808305, zuletzt geprüft am 05.02.2019.

New York Times (2016): ›Moonshot‹ to Cure Cancer, to Be Led by Biden, Relies on Outmoded View of Disease. Online verfügbar unter https://www.nytimes.com/2016/01/14/health/moonshot-to-cure-cancer-to-be-led-by-biden-relies-on-outmoded-view-of-disease.html, zuletzt geprüft am 26.07.2019.

Nixon, Richard (1971): Annual Message to the Congress on the State of the Union. Online verfügbar unter https://www.presi dency.ucsb.edu/documents/annual-message-the-congress-the-state-the-union-1, zuletzt geprüft am 22.08.2019.

Obama, Barack (2016): President Obama's 2016 State of the Union Address. Online verfügbar unter https://medium.com/@Obama WhiteHouse/president-obama-s-2016-state-of-the-union-address-7c06300f9726, zuletzt geprüft am 26.11.2019.

Pene, Frederic; Courtine, Emilie; Cariou, Alain; Mira, Jean-Paul (2009): Toward theragnostics. In: *Crit Care Med* 37 (1 Suppl.), S50–8. DOI: 10.1097/CCM.0b013e3181921349.

Plattner, Hasso (2019): Geleitwort. In: Erwin Böttinger und Jasper Gans zu Putlitz (Hg.): Die Zukunft der Medizin. Disruptive

Innovationen revolutionieren Medizin und Gesundheit, Medizinische Wissenschaftliche Verlagsgesellschaft, S. VII–VIII.

Porter, Roy (2000): Die Kunst des Heilens. Eine medizinische Geschichte der Menschheit von der Antike bis heute. Heidelberg, Berlin: Spektrum Akademischer Verlag.

Reflexive Neurowissenschaft (2014). Online verfügbar unter https://www.ulrich-walter-diehl.de/app/download/5842407996/Memorandum%2BReflexive%2BNeurowissenschaft.pdf%3Ft%3D1558884003+&cd=1&hl=de&ct=clnk&gl=de&client=firefox-b-d, zuletzt aktualisiert am 22. 08. 2019.

Rehemtulla, Alnawaz (2009): The War on Cancer Rages On. In: *Neoplasia (New York, N. Y.)* 11 (12), S. 1252–1263.

Roelcke, Volker (2017): Vom Menschen in der Medizin. Für eine kulturwissenschaftlich kompetente Heilkunde. Gießen: Psychosozial-Verlag.

Rohleder, Jörg Harlan (2018): Die Menschen des Jahres, ausgewählt von der FOCUS-Redaktion – Platz 1/100: Mr. Tim Cook. Interview mit Tim Cook. Focus. Online verfügbar unter https://www.focus.de/finanzen/boerse/aktien/politik-100-die menschen-des-jahres-ausgewaehlt-von-der-focus-redaktion-platz-1-100-mr-tim-cook_id_10068704.html, zuletzt geprüft am 28. 12. 2018.

Ronai, Isobel; Griffiths, Paul E. (2019): The Case for Basic Biological Research. In: *Trends in molecular medicine*. DOI: 10.1016/j.molmed.2018. 12. 003.

Rosa, Hartmut (2016): Beschleunigung und Entfremdung. Entwurf einer Kritischen Theorie spätmoderner Zeitlichkeit. 5. Aufl. Berlin: Suhrkamp.

Scheu, René (2018): Interview »Wir erschaffen eine künstliche Superintelligenz, die selber lernt«. Online verfügbar unter https://www.nzz.ch/feuilleton/wir-arbeiten-an-der-erschaffung-einer-allgemeinen-kuenstlichen-intelligenz-die-selber-lernt-ld.1367516, zuletzt geprüft am 22. 08. 2019.

Schick, Ari (2016): Whereto speculative bioethics? Technological visions and future simulations in a science fictional culture. In: *Medical humanities* 42 (4), S. 225–231. DOI: 10.1136/medhum-2016–010951.

Schilsky, Richard L. (2010): Personalized medicine in oncology: the future is now. In: *Nature Reviews Drug Discovery* 9, S. 363–366.

Schnabel, Ulrich (2014): Die große Neuro-Show. Was wurde aus den Verheißungen der Hirnforschung? Wissenschaftler ziehen Bilanz. Sie fällt dürftig aus. Online verfügbar unter https://www.zeit.de/2014/09/hirnforschung-memorandum-reflexible-neurowissenschaft, zuletzt geprüft am 12. 11. 2019.

Schulz, Thomas (2018): Zukunftsmedizin. Wie das Silicon Valley Krankheiten besiegen und unser Leben verlängern will. 1. Aufl. München, Hamburg: DVA; Spiegel-Verlag.

Shapiro, Michael (1998): Pushing the »Cure«. Where a Big Cancer Story Went Wrong. CJRColumbia Journalism Review. Online verfügbar unter https://archive.is/hPn2I#selection-423.0-427.35, zuletzt geprüft am 26. 07. 2019.

Siegel, Rebecca L.; Miller, Kimberly D.; Jemal, Ahmedin (2018): Cancer statistics, 2018. In: *CA: A Cancer Journal for Clinicians* 68 (1), S. 7–30. DOI: 10.3322/caac.21442.

Sloterdijk, Peter (1988): Nach der Geschichte. In: Wolfgang Welsch (Hg.): Wege aus der Moderne. Schlüsseltexte der Postmoderne-Diskussion. Weinheim: Acta humaniora, S. 262–273.

Specht, Jule (2018): Der Mensch als Regisseur seines Lebens. Interview. Foschung und Lehre. Online verfügbar unter https://www.forschung-und-lehre.de/der-mensch-als-regisseurseines-lebens-771/, zuletzt geprüft am 09. 08. 2019.

SRF (2009): Der Neuro-Boom – das Gehirn liegt im Trend. Online verfügbar unter https://www.srf.ch/sendungen/wissenschaftsmagazin/der-neuroboom-das-gehirn-liegt-im-trend.

Stirn, Alexander (2010): Interview mit Aubrey de Grey. »Altern ist auf jeden Fall ungesund«. Süddeutsche Zeitung. Online verfügbar unter https://www.sueddeutsche.de/wissen/interview-mit-aubrey-de-grey-altern-ist-auf-jeden-fall-ungesund-1.611889, zuletzt geprüft am 18. 12. 2019.

SWR 2 (2015): Die Grenzen der Hirnforschung. Neurodämmerung. Unter Mitarbeit von Martin Hubert. Online verfügbar unter https://www.swr.de/swr2/wissen/neurodaemmerung/-/id=661224/did=15149972/nid=661224/626hsy/index.html, zuletzt geprüft am 31. 12. 2018.

The Mary Lasker Papers (1969): Mr. Nixon: You Can Cure Cancer. Online verfügbar unter https://profiles.nlm.nih.gov/ps/retrieve/ResourceMetadata/TLBBBY, zuletzt geprüft am 21. 08. 2019.

The White House. Office of the Press Secretary (2015, 30. Januar): FACT SHEET: President Obama's Precision Medicine Initiative. Online verfügbar unter https://obamawhitehouse.archives.gov/the-press-office/2015/01/30/fact-sheet-president-obama-s-precisionmedicine-initiative, zuletzt geprüft am 15. 06. 2017.

Tutton, Richard (2012): Personalizing medicine: Futures present and past. In: *Social Science & Medicine* 75, S. 1721–1728.

Tutton, Richard; Kimberly, Jamie (2013): Personalized medicine in context: social science perspectives. In: *Drug Discovery Today: Therapeutic Strategies* 10 (4), 183–187.

Vogenberg, F. Randy; Isaacson Barash, Carol; Pursel, Michael (2010): Personalized medicine: part 1: evolution and development into theranostics. In: *P T* 35 (10), S. 560–576.

Wald, Nicholas J.; Old, Robert (2019): The illusion of polygenic disease risk prediction. In: *Genetics in medicine: official journal of the American College of Medical Genetics*. DOI: 10.1038/s41436-018-0418-5.

Weber, Christian (2016): Neuropädagogik: Mehr Hirn bitte, und weniger Forscher. Süddeutsche Zeitung. Online verfügbar unter https://www.sueddeutsche.de/wissen/neuropaedagogik-weniger-hirn-beim-lernen-1.2902442, zuletzt geprüft am 21. 08. 2019.

Weber, Manfred (2019): Interview: »Es geht um Effizienz«. In: *Schwäbisches Tagblatt*. Online verfügbar unter https://tagblatt.de/

Nachrichten/Es-geht-um-Effizienz-402398.html, zuletzt geprüft am 18.12.2019.
Weber, Max (1985): Wissenschaft als Beruf. In: Max Weber: Gesammelte Aufsätze zur Wissenschaftslehre. Hg. v. Johannes Winckelmann. 6. Aufl. Tübingen: Mohr Siebeck.
Wheatley, Denys (2014): Cancer research: quo vadis-to war? In: *Ecancermedicalscience* 8, ed45. DOI: 10.3332/ecancer.2014.ed45.
Woodcock, Janet (2007): The Prospects for »Personalized Medicine« in Drug Development and Drug Therapy. In: *Clinical Pharmakology & Therapeutics* 81, S. 164–169.
Zuckerberg, Mark (2015): A letter to our daughter. Online verfügbar unter https://de-de.facebook.com/notes/mark-zuckerberg/a-letter-to-our-daughter/10153375081581634/, zuletzt geprüft am 15.08.2019.
Zuckerberg, Mark (2016): Can We Cure All Diseases in Our Children's Lifetime? Online verfügbar unter https://www.facebook.com/notes/mark-zuckerberg/can-we-cure-all-diseases-in-our-childrens-lifetime/10154087783966634/, zuletzt geprüft am 02.01.2019.